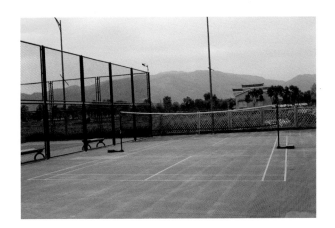

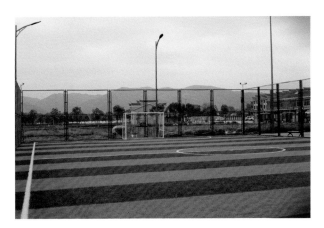

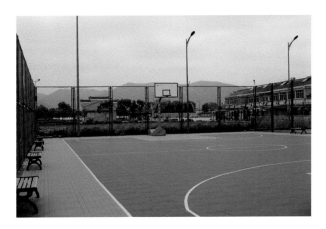

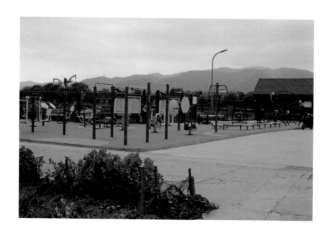

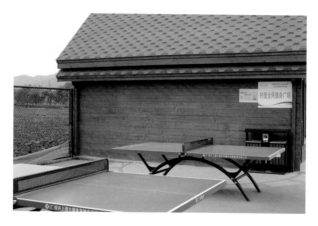

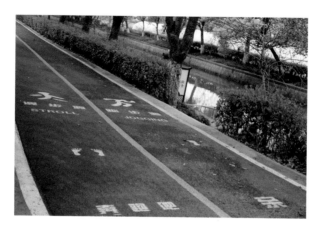

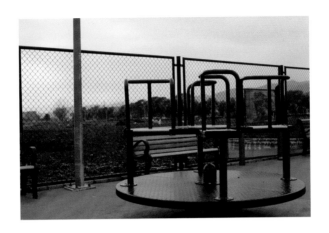

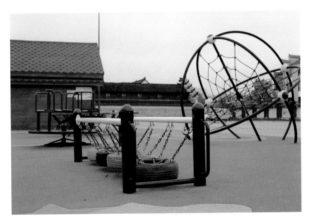

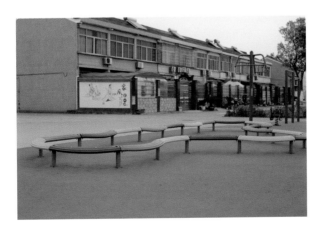

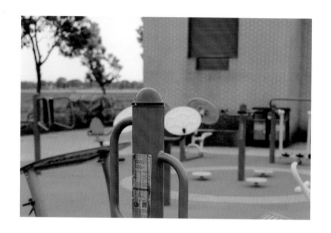

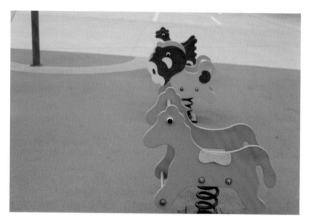

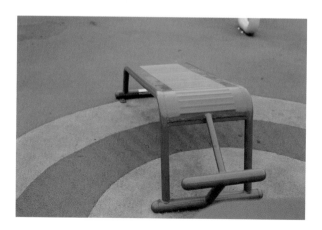

4

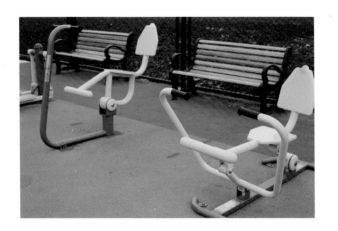

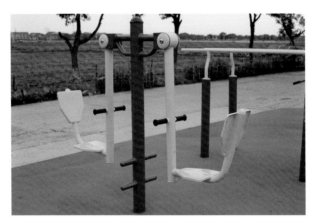

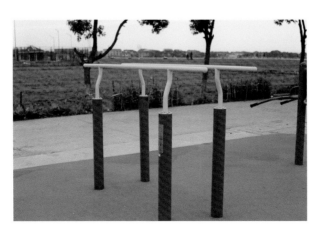

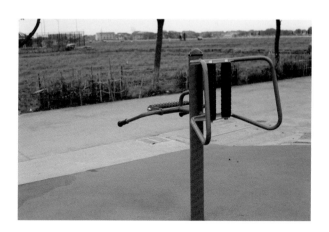

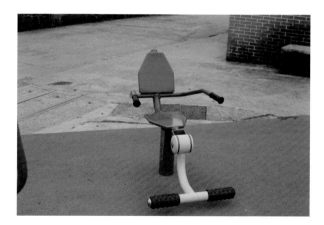

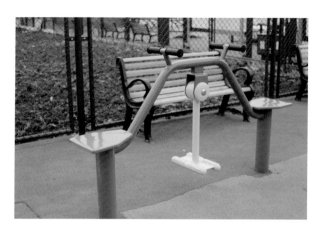

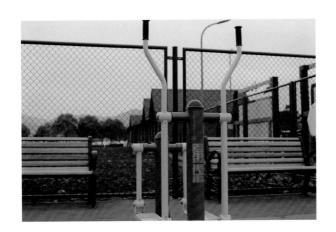

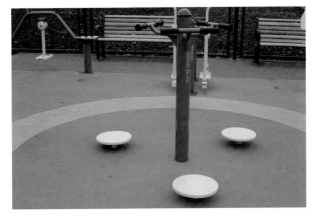

浙江省宁波市海曙区古林镇茂新村未来乡村健身设施

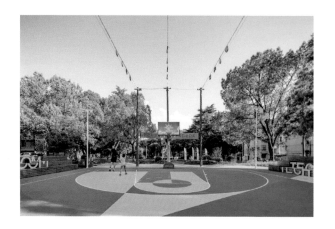

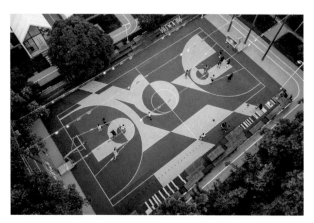

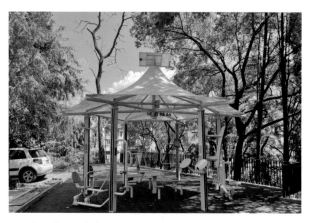

浙江省衢州市龙游县溪口镇溪口片区未来乡村健身设施

浙江未来乡村
健康场景研究
基于"运动+"的视角观察

苑立军 著

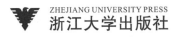

ZHEJIANG UNIVERSITY PRESS
浙江大学出版社

图书在版编目（CIP）数据

浙江未来乡村健康场景研究：基于"运动+"的视角
观察 / 苑立军著. -- 杭州：浙江大学出版社，2022.6
　ISBN 978-7-308-22525-0

　Ⅰ. ①浙… Ⅱ. ①苑… Ⅲ. ①农村卫生－医疗保健事
业－研究－浙江 Ⅳ. ①R199.2

中国版本图书馆CIP数据核字(2022)第062660号

浙江未来乡村健康场景研究：基于"运动 +"的视角观察

苑立军　著

责任编辑	黄兆宁	
责任校对	陈　欣	
封面设计	十木米	
出版发行	浙江大学出版社	
	（杭州市天目山路148号　　邮政编码　310007）	
	（网址：http://www.zjupress.com）	
排　　版	杭州林智广告有限公司	
印　　刷	杭州高腾印务有限公司	
开　　本	710mm×1000mm　1/16	
印　　张	12.25	
彩　　页	4	
字　　数	179千	
版 印 次	2022年6月第1版　2022年6月第1次印刷	
书　　号	ISBN 978-7-308-22525-0	
定　　价	58.00元	

序　言

《"健康中国2030"规划纲要》明确指出，健康是促进人的全面发展的必然要求，是经济社会发展的基础条件。实现国民健康长寿，是国家富强、民族振兴的重要标志，也是全国各族人民的共同愿望。特别是占人口40%以上的乡村农民健康问题是确保脱贫成果、全面建成小康社会、基本实现社会主义现代化的重要基础，是全面提升中华民族健康素养、实现人民健康与经济协调发展的国家战略。

习近平总书记在全国脱贫攻坚总结大会上发表重要讲话时庄严宣告，我国脱贫攻坚战取得了全面胜利，完成了消除绝对贫困的艰巨任务，创造了又一个彪炳史册的人间奇迹①。全面脱贫成果来之不易，如何保持脱贫的胜利成果，从预防乡村健康贫困的视角，诠释未来乡村健康路径是十分重要的课题。

青年学者苑立军，以乡村"未来健康"为切入点，以未来乡村健康场景为创新理念，以"运动""健康""智慧""低碳""绿色"相融合为路径，撰写了这部具有较高创新思想和内涵的著作。既有"健康防贫"、实现"健康中国"宏伟蓝图的现实意义，也具有"乡村振兴"、提高乡村人民健康素

---

① 习近平向全国脱贫攻坚楷模荣誉称号获得者等颁奖并发表重要讲话[EB/OL].(2021-02-25)[2022-04-30].http://www.gov.cn/xinwen/2021-02/25/content_5588866.htm#1

养战略的长远意义。这是一部目标定位准确、乡村振兴急需、创新思想浓厚、知识融合紧密、逻辑思维清晰、内容通俗易懂的专著。

随着我国农业现代化的进程，乡村农民劳动的量和强度明显减少，肥胖、高血压、心脑血管疾病及癌症发病率逐年提高。据 2018 年统计，全国乡镇卫生院诊疗人次高达 11.2 亿人次，平均每个乡镇卫生院年诊疗量为 3.1 万人次。

据 2021 年 1—11 月全国医疗服务情况统计，全国乡镇卫生院诊疗人次高达 10.2 亿人次，同比增长 8.0%。可见，乡村农民群体的健康状况不容乐观。如何发挥运动是"良医"、"良药"的引领作用，该著作提出围绕"智慧场景""低碳场景""绿色场景"三个维度来打造浙江未来乡村健康场景。"智慧场景"即"智慧＋运动＋健康"模式，提倡智能化健康生活方式，形成健康生活、智能医疗、智慧养老的智慧康养服务体系；低碳场景即"低碳＋运动＋健康"的模式，倡导低碳环保的有氧运动方式，打造一系列的低碳运动场景，并面向未来乡村的全体居民，用低碳的方式建立"全民康养"的健康场景；绿色场景即"绿色＋运动＋健康"的模式，将"绿色"的概念融入未来乡村居民生活的方方面面，成为未来乡村新的风尚。这三个维度的组合是运动与健康达到最佳化的创新模式，值得大力度推广和应用。

吉林大学体育学院原副院长，博士，教授
刘忠民
2022 年 3 月 2 日

目　录

导　言

　　推动健康乡村建设既是推动农村生态文明建设的重要抓手，更是全面建成小康社会的重要内容。但目前乡村健康面临着严重的时代危机，调查显示大多数的农村居民很少参加体育锻炼，可见农民群众在认知上还存在着误区，并没有意识到体育锻炼在增强体质、预防疾病、提高生活质量上的关键作用。居民健康意识不科学、养老政策不完善、健身设施不完备等都是乡村健康亟待解决的问题。

　　未来乡村健康场景作为一个新兴概念，专家学者们尚未进行深入的研究，关于未来乡村健康场景的资料和信息较少。本书围绕健康场景的制度导向、健康场景的保障机制和健康场景的普惠体系三个角度进行阐述。而健康场景的制度导向又分为国家、浙江省和各地市三个层次，健康场景的保障机制分为内涵、实施以及核心三个方面，健康场景的普惠体系从理念、举措及目标三个维度进行阐释。旨在为未来乡村健康场景的体系构筑建言献策，提供相关参考资料，促进未来乡村健康场景更好更快地建成。

　　未来乡村健康场景不仅与"运动""健康"相关，"智慧""低碳""绿色"这些概念在未来乡村健康场景中也同样有所体现。这些概念的融合，让未来乡村健康场景有了更多的未来气韵。"智慧场景"以"智慧＋运动＋健康"为核心，提倡智能化健康生活方式，形成健康生活、智能医疗、智慧养老的智慧康养服务体系。"低碳场景"以"低碳＋运动＋健康"为核心理念，面向未来乡村的全体居民打造一系列的低碳运动场景，用低碳的方式建立"全民康养"的健康场景。"绿色场景"则以"绿色＋运动＋健康"为核心理念，将"绿色"的概念融入未来乡村居民生活的方方面面，让绿色理念成为未来乡村新风尚。同时，未来乡村健康场景与其他场景有着深厚的联系，本书分析了健康与低碳、生态、文化、邻里和数字、服务这些场景在推进建设上的关联性，并提出对策以促进三项融合，以期创建出满足新时代人们生产生活需要的未来乡村健康场景。

现代医学证明，疾病与人的情绪因素之间有着密切的联系，情绪一旦低落，人的免疫功能就会下降。心态的衰老严重摧残着老年人的健康，但是家庭需要老人健康，社会需要老人健康，老人更渴望身体健康。运动锻炼可以陶冶情操，保持健康的心态，充分发挥个体的积极性、创造性和主动性，从而提高自信心和价值观，使个性在融洽的氛围中获得健康、和谐的发展。而在农村，许多老人闲暇之时白天打牌、闲聊，晚上看电视，选择体育活动的较少。如果这个时候把"生命在于运动"换成"健康在于运动"，会更符合老年人的需求。因此需要在乡村建设适合老年人生理特点的运动设施，开展营造全面运动的氛围，带动老年人群动起来。运动能让身体的细胞更有活力，可以让人拥有好气色并且更加健康，所以说运动和健康是正相关的关系。而在高压的社会环境中，青壮年人群作为社会生产力的主力军，每天需要面对长时间的工作、复杂的人际关系、难以避免的风险、意料不到的挫折，导致生活不规律。特别是吸烟、酗酒、暴饮暴食、不爱运动的生活习惯，让很多人陷入亚健康状态。未来乡村的健康场景需要聚焦于青壮年，建设青壮年适用的运动场景，通过举办运动比赛、体育活动使青壮年得到更多的精神享受。2019 年 8 月 10 日，国务院办公厅印发的《体育强国建设纲要》提出了完善全民健身公共服务体系、推进全民健身智慧化发展等五个方面的战略内容。无论是老年人群还是青壮年人群，抑或是少幼人群，均存在健身、运动的需求。其中，对少幼人群而言，在社区中开展多样性的运动不仅能够提高他们的身体素质，促进脑部发育，还有助于培养他们的毅力、目标感、集体荣誉感等优秀的精神品质，对其成长、心理发展起着重要作用。但是，在大多数社区建设和公共场所中，依据少幼人群体格发展规律与心理发展需求而建设的运动设施并不多，少幼人群的适用活动空间较小。因此，大力开辟适合少幼人群的运动场所的呼声很高，添置切实可行的友爱型运动设施显得尤为重要。所以，创设面向少幼人群的健康运动场景尤为重要。乡村应依据少幼人群的生理特点和心理需求，有针对性地添置娱乐性运动设施和基础运动设施，以切实可行的配套措施不断满足少幼人群对友爱型运动设施的需求，全面开展富有趣味性、多样性的篮球运动、健跑运动、轮滑运动等锻炼活动，把未来乡村建设得更加适童，让孩子们更加快乐地成长，促进全民运动的开展。

随着时代的发展，乡村振兴的步伐日渐朝着惠民的方向稳健迈进，未来乡村的构建日趋完善，健康场景的命题越来越得到人民群众的关注。持续推进健康场景建设，极大改善了浙江农村地区的基层健康设施、体系的面貌，是未来做好健康扶贫成果与乡村振兴的关键衔接。浙江省作为未来乡村社区的首要建设者，积极响应乡村振兴战略和2021年1月《关于全面推进乡村振兴加快农业农村现代化的意见》中央一号文件推进乡村健康建设的号召，积极开展全省全民健身活动，构建未来乡村健康场景，为解决乡村振兴有关未来乡村健康场景这一新时代命题提供了浙江方案和浙江智慧。集中力量优化全民健身体系，提高效率完善全民健身设施，深化改革构建全民健康社会，充分展现了社会主义制度的优越性；在日益满足全民高涨的健康需求和切实保障全民健康的切身权益中切实彰显了人民公仆的本质。

目前，浙江未来乡村已有"数字赋能＋智慧运动""互联网络＋协同康养""精准管理＋科学运动"三种一般化模式，并以系统理念和数字化为引领，加快完善覆盖城乡、惠民利民的全民健身公共服务体系，满足广大人民群众日渐增长的多样化体育健身需要，丰富人们的业余生活。未来乡村建设应在满足大众日益增长的健康运动的需求下，在政府政策及资金的大力支持下，充分利用好乡村已有的基础设施，坚持以用为本，落实健康场景的运用；实现多联跨动，不断地完善健康运动服务；提速增效，最终实现人人获益。

在"健康中国"和"体育强国"建设思想的指导下，乡村可以凭借丰富的自然资源、生态资源、宜居的环境，以文为魂，以体兴旅，以景引赛，实现文体旅融合发展。文体旅融合发展以时代背景和乡村特色为基础，依托互联网技术，挖掘消费热点，占领前沿市场，能解决乡村产业发展单一性问题，形成适合乡村发展的产业链。文体旅产业融合发展能激发乡村经济增长内生动力，打响乡村特色品牌，展望乡村经济加速发展新前景。国务院印发的《全民健身计划（2016—2020年）》强调全民健康是国家综合实力的重要体现，是经济社会发展进步的重要标志，全民健身是实现全民健康的重要途径和手段，是全体人民增强体魄、幸福生活的基础保障。乡村健康场景的建设对于完善乡村与运动、健康、医疗卫生相关的基础设施，保障乡村居民身体健康，形成"全民健身"的社会新风尚具有重大意义，对乡村居民过上健康、养生的幸福生活具有积极意义。

未来乡村建设是一项具有创新性、前瞻性的工作，立足于已有的未来社区建设理念和美丽乡村建设理念，浙江省杭州、温州、衢州等地相继展开了未来乡村建设的探索。未来乡村建设在浙江省内如火如荼地开展了起来，然而由于缺少可参考样板和可借鉴经验，各地仍处于探索阶段，未来乡村健康场景建设陷入了模式同质化、单一化，设施无区分、不适用，服务不专业、不持续等问题的多重困局，致使未来乡村建设与乡村本身的契合度不高，当地不同群体的需求难以得到充分满足。如何破解多重困局是建设未来乡村健康场景必须思考的问题。针对未来乡村健康场景建设模式同质化、单一化问题，要从根本入手，因地制宜布局，进行创新规划。为解决健康场景建设中设施无区分、不适用的难题，需要以人为本、多项并举。应对未来乡村健康场景服务不专业、不持续问题，要让未来乡村从根本上获得发展动力，采取更新乡村居民生活理念、培养专业人才、推动体系支撑等措施，使未来乡村获得长效发展。

一、亟需解决的乡村健康难题

乡村健康是从乡村规划、建设到管理，多角度体现"以人的健康为中心"，具备健康人群及促进人群健康发展的健康环境和健康社会，并以"健康"为生产要素推动生态、生产、生活系统全面协调发展的乡村有机整体。

推进健康乡村建设既是推动农村生态文明建设的重要抓手，更是全面建成小康社会的重要内容。中共中央、国务院印发的《关于实施乡村振兴战略的意见》明确提出"推进健康乡村建设"。

（一）乡村健康的时代危机

随着社会的发展与进步，人们对于健康的认识也发生了巨大的改变。健康的定义是多样的、宽泛的，但其核心要义包括身、心和社会适应性三个方面。作为身心统一体的人，身体和心理是紧密联系的两个方面。然而，受传统观念的影响，乡村居民对于健康的认识仅仅停留在没有重大疾病的层次上，心理健康及社会适应性没有得到足够的重视，这就使得乡村健康面临严重的时代危机。造成乡村健康危机的主要原因有以下三点。

1. 乡村居民健康知识匮乏

（1）乡村居民健康意识不强

据有关调查，许多农民的体育健康意识淡薄，错误地认为长期从事农业生产的人就不用再进行专门的身体锻炼。虽然在让人流汗、消耗体能、增强身体素质等方面体育锻炼和生产劳动非常相像，但还是有本质区别。体育锻炼是控制运动强度、运动时间，科学地锻炼身体；而农业生产劳作缺乏科学性，长时间、大强度的生产劳作，会对身体造成危害。进行适当的体育锻炼，不仅可以提高机体呼吸系统的功能，还可以改善心脑血管的机能，提高机体的免疫能力，对有效控制慢性疾病的发生和病后康复都有不可忽视的作用。农民在农忙之余，参加体育锻炼，不仅有利于身心健康，缓解精神疲劳，而且有利于和睦乡邻关系。调查显示 90% 的农村居民很少参加体育锻炼，可见农民群众在认知上还存在着误区，并没有意识到体育锻炼在增强体质、预防疾病、提高生活质量上的关键作用。

（2）乡村居民健康素养水平不高

健康素养是指个体理解并获取健康信息，且有效运用这些基本信息维护和促进自身健康的能力。现如今，居民健康素养评价指标已经纳入国家卫生事业发展的规划，作为综合反映国家卫生事业发展的评价指标。公民的健康素养包括了基本知识和理念、健康生活方式与行为、基本技能这三方面的内容。

2012 年 12 月 18 日，国家卫健委新闻发言人胡强强在发布会上介绍，"十三五"时期，各地实施贫困地区健康促进三年攻坚行动，推动各地落实"将健康融入所有政策"方针，指导开展健康教育工作，提升当地脱贫攻坚能力。2019 年，国家卫生健康委员会继续在 31 个省（自治区、直辖市）336 个县区级监测点开展全国居民健康素养监测。结果显示，我国居民健康素养水平达到 19.17%，其中农村居民水平为 15.67%，较 2018 年的 13.72% 提高了 1.95 百分点 [1]。虽然贫困地区居民素养水平和健康意识都在逐年提高，但乡村居民健康素养水平相比于城镇居民仍然不高。

---

[1]　2019 年全国居民健康素养水平升至 19.17%[EB/OL].(2020−04−24)[2022−05−20].http://www.nhc.gov.cn/xcs/s3582/202004/df8d7c746e664ad783d1c1cf5ce849d5.shtml

2. 乡村居民医疗养老政策不完善

按照城乡地区的划分标准，养老保障的制度可以分为两种，即城镇养老保障制度和农村养老保障制度。其中，农村是指居住于城市外的以从事农业生产为主的农业人口聚居的地域。我国农村一般具有以下特点，即以农业生产为基本内容，农业生产及部分工商业都以家庭经营为主，地广人稀，居住分散，经济、政治、文化资源短缺。显然，无论是生产、生活，还是功能和特点，我国城乡存在明显区别，城市的政治、经济、文化等各方面普遍优于农村。

农村养老保险是必要的养老保障方式，是中国农村居民养老的重要社会保险制度，也是由政府主导、多人多元出资的，其宗旨是保障农村居民的基本生活。农村养老保险制度的建立是为了完善社会保障制度，保障农村居民基本的养老生活，维护社会安稳，启动农村消费市场，具有急迫性，并有非常重要的意义。可以说，这是农村居民的重要保障制度。虽然说新型农村养老保险已经在农村实施了十多年，但是普及度仍然不高。

我国一直重视老年人的养老问题，对于到达一定年纪的老年人给予高龄补贴，当然各个地区的补贴标准并不完全相同。以衢州市为例，从2018年4月1日起，将享受城乡居民养老金待遇的年满80周岁老年人的高龄补贴提高到每月不低于50元，百岁老人长寿保健补助金提高到每月不低于500元。一些发达地区可能会更高。2017年，国家对于部分或者全部土地被征收的农民，专门建立了失地农民养老保险制度。失地农民可以每月领取定额的养老金，老无所忧。失地农民养老保险是对土地被征收的农民，在原有的养老保险基础上的再一次补贴。男性年龄在60周岁以上、女性年龄在55周岁以上的失地农民，地方社会保障部门会根据每年的养老保险金水平，按照15年期限，从政府土地征用的收益中拨出一部分资金用于失地农民养老保险费用的支付，个人不用缴费。

由于社会养老服务体系建设总体上还处于起步阶段，养老服务供需矛盾十分突出。农村低保、社会救助、医疗服务等覆盖面和保障水平还比较低，较难满足老年人的养老需求。受到资金资源的限制，现有的乡村养老机构很难为老人们提供科学有效的医疗康复、精神慰藉等多方面的服务。面向老年人的慰问、帮助还没有形成制度。养老服务队伍专业化程度大多不高，专职医生、护理师、康复师等人才缺少。

3. 乡村居民健身配套设施不完备

加快健康中国建设，能够全方位改善中华民族身体素质，而实现全民健康最有效的途径就是积极开展全民健身。与经济、文化、教育等领域一样，体育正作为乡村振兴中举足轻重的关键一环，为推动体育强国建设和实施乡村振兴战略提供强大助力。体育场地设施的配置是健身运动开展的必要条件。部分农村居民健身设施建设存在以下问题：

第一，健身设施数量较少。这一点是我国大多数农村普遍存在的问题，即使是作为我国经济发达地区的浙江省部分农村也存在类似的问题。

第二，场地建设水平参差不齐。根据农村居民体育健身工程建设总原则，在满足基本功能的前提下，应以较少的投入获得最大的利益。室外场地一般多用塑胶、丙烯酸或者混凝土等材料，但是有些农村的居民体育场地用的是混凝土或者沥青材料。由于资金不到位，很多的村篮球场地做成了砖砌或者土质场地，达不到篮球运动的基本场地要求，甚至会给使用者带来安全隐患。

第三，器材单一、利用率低。农村体育设施配置，缺乏区分度，没有充分考虑实际使用人群特征，健身器材功能单一，使用率低。此外，随着市场经济的冲击，农村青壮年大量涌入城市，农村居民大多为老弱妇孺，因此农村赛事活动开展后继无力，一些优秀的传统体育项目面临着失传危机。

乡村体育赛事开展形式单一，村民参与度不高。这一点，也是我国农村普遍的现状。随着市场经济的冲击和农村的空心化，农村青少年大量涌入城市，使得村民的乡村体育赛事参与度不高，体育赛事的开展形式也无法多样化。

（二）健康危机的历史解法

1. 普及健康生活方式、提高全民健康意识

健康生活方式必须与社会相适应，人也要与环境相和谐。人要有健康的人生观与世界观，一分为二地看待世界上的事，摆正自己在社会生活中的位置。"全民健康生活方式行动"2007 年由国家卫计委、全国爱国卫委和中国疾病预防控制中心共同发起，倡导从改变个人生活习惯做起，以生活习惯的"小调整"获得身体健康的"大收益"。本次宣传活动，旨在以合理膳食和适量运动为切入点，普及健康生活方式的相关知识，提高全民健康意识和养成健康生活方式，降低慢性疾病的发病概率，提高全民的健康素养水平，促进人和社会和谐发展。

国民健康水平的提高是国家强盛和发展成果共享的重要标志。全民健身是全民增强体魄、健康生活的基础和保障，是每一个人生活幸福的重要基石。我们要大力提高全民健身意识，促进全民健身更高水平的发展，推进健康中国建设，夯实增进民生福祉的健康基石。

2. 完善乡村居民医疗养老政策

2014 年国务院印发《关于建立统一的城乡居民基本养老保险制度的意见》，决定将新型农村和城镇居民社会养老保险两项制度合并实施，在全国范围内建立起了制度名称、政策标准、管理服务、信息系统"四统一"的城乡居民基本养老保险制度。城乡居民基本养老保险是一项公平普惠的社会保障制度，基础养老金由政府全额支付，个人账户养老金由个人缴纳、集体补助和政府补贴组成，多缴多得。

2019 年 4 月 15 日，中共中央、国务院发布关于建立健全城乡融合发展体制机制和政策体系的意见（以下简称"意见"）。意见提出，要健全乡村医疗卫生服务体系。建立和完善有关政策制度，增加基层医务人员岗位吸引力，加强乡村医疗卫生人才队伍建设。改善乡镇卫生院和村卫生室条件，因地制宜建立完善医疗废物的收集转运体系，提高慢性病、职业病、地方病和重大传染病防治能力，加强精神卫生工作，倡导优生优育。健全

网络化服务运行机制，鼓励县医院与乡镇卫生院建立县域医共体，鼓励城市大医院与县医院建立对口帮扶、巡回医疗和远程医疗机制。全面建立分级诊疗制度，实行区别化医保支付政策。因地制宜建立完善全民健身服务体系。

按照中央要求，国家有关部门将建立完善城乡居民基本养老保险待遇确定和基础养老金正常调整计划，合理提高待遇水平，不断完善城乡居民基本养老保险制度，可以说完善乡村居民医疗养老政策势在必行。

3. 配备多样化健身器械及设施

近年来，随着我国居民生活水平的提高，尤其是经历了新冠肺炎疫情的冲击，人们的健康意识逐渐增强，我国经常参加体育运动的人数也在逐年上升。《全民健身计划（2021—2025年）》指出，"十三五"时期，在党中央、国务院坚强领导下，全民健身国家战略深入实施，全民健身公共服务水平显著提升，全民健身场地设施逐步增多，人民群众通过健身促进健康的热情日益高涨，经常参加体育锻炼的人数占总人数的比例达到37.2%，可见人们运动意识大幅度增强。

国家体育总局发布的《"十四五"体育发展规划》明确提出了经常参加体育锻炼人数比例要达到38.5%，虽然指标与"十三五"时期相比提升幅度不大，但是由于我国人口基数大，要完成目标仍然需要进一步加强全民健身活动的开展。

《2019年浙江省全民健身发展状况调查公报》调查数据显示，有60.1%的人选择在公园、广场、住宅社区、单位内和公路、街道边的空地进行体育锻炼，选择去公共体育场馆锻炼的比例为16.6%，由此可见人们对于健身场所的选择偏好。目前城市的各个小区基本上已经配备了各种健身器材，但仍然存在健身器材老旧、更新不及时的情况；而在农村，健身器材设施比较单一，村民缺少免费的运动健身场所，身体素质也就很难得到加强。

要开展农村居民健身活动，丰富农村居民的健身活动内容，增强农村居民身体素质，配置多样化的健身器材设施迫在眉睫。健身器材设施分为室内健身器材和室外健身器材两大类。室内健身器材指的是安装在室内，供人们进行健身锻炼的器材，主要包括跑步机、健身车、动感单车及各类力量训练器材等；室外健身器材是指在室外安装固定，供人们进行健身运动锻炼的器材和设施，主要包括各类身体机能锻炼器材，如单杠、双杠、太极轮、肋木架、上肢牵引器等。

（三）危机不解的严重后果

1. 乡村健康危机在老龄化浪潮中加剧

早在 1999 年，中国就已步入了老龄化社会，但近 20 年来所采取的应对措施与老龄化发展速度相比几乎可以忽略不计。尽管近年来中国的经济增长速度惊人，但依然难以消化如此迅速的老龄化对经济、社会、政治、文化以及制度等诸多方面所形成的重大冲击，与此同时乡村健康危机也在老龄化浪潮中加剧。

第七次全国人口普查结果显示，自 2000 年步入老龄化社会以来的 20 年间，老年人口比例增长了 8.4 个百分点，其中，从 2010 年第六次全国人口普查到 2020 年第七次全国人口普查的 10 年间升高了 5.4 个百分点，明显超过前一个 10 年，这主要与 20 世纪 50 年代第一次出生高峰所形成的人口队列相继进入老年期紧密相关。而在"十四五"时期，20 世纪 60 年代第二次出生高峰所形成的更大规模人口队列则会相继跨入老年期，使得中国的人口老龄化水平从最近几年短暂的相对缓速的演进状态扭转至增长的"快车道"，老年人口年净增量几乎是由 21 世纪的最低值（2021 年出现）直接冲上最高值（2023 年出现）。

乡村健康危机为什么会在老龄化浪潮中加剧呢？我认为有以下原因：第一，老龄化程度高，第七次全国人口普查结果显示，2020 年，全国 60 岁及以上的老年人口总量为 2.64 亿人，已占到总人口的 18.7%。从人口结构看，近 10 年间，中国已跨过了第一个快速人口老龄化期，我们很快还须应对一个更快速的人口老龄化期。从全国看，乡村60岁、65岁及以上老人的比重分别为23.81%、17.72%，比城镇分别高出7.99、6.61个百分点。老年人因为身体机能大幅度下降，患病概率大大增加。第二，老年人口文化程度不高，第七次人口普查结果显示60岁及以上人口中，拥有高中及以上文化程度的有3669万人，比2010年增加了2085万人；高中及以上文化程度的人口比重为13.90%，比10年前提高了4.98个百分点。但总体文化程度不高，对于健康知识的储备严重不足，甚至不会使用现代化医疗设备，对于现代健康知识接受度不高。以上两点，是乡村健康危机在老龄化浪潮中加剧的原因。

2. 乡村健康危机在空心化浪潮中加剧

在城镇化加速推进的大背景下，农村"空心化"的主要表现是农村人口向城镇进行的非农化转移，导致农村劳动力资本出现异化现象，从而衍生出公共服务、基层民主、土地等多个领域的"空心化"连锁反应，其本质是以农村人口流失为引火索导致的农村整个生存及生态环境系统的功能性退化。

目前我国已有2.74亿农民工从乡村来到城市，部分农村正呈现"空心化"。在苏北地区某地，一个自然村共有12户人家33个人，却只住着11个人，还有2/3的人口离乡在外。与此同时，行政区划调整也在一定程度上加剧了乡村的衰退，不少被撤并的村庄人走屋空。

乡村健康危机为什么会在空心化浪潮中加剧呢？我认为有以下几点原因：第一，农村的基础设施条件非常落后，难以与城市中齐全的基础设施相比较。[①] 第二，农村空心化造成大量年轻人流失，留守在农村中的大多数是老年人，他们对于新事物的接受力不强，甚至生病了也不看医生，只去求神拜佛，乡村健康危机日益严重。

---

① 祝君壁."让贫困人口不住危房"取得决定性进展[EB/OL].(2020-06-05)[2022-02-08].http://www.gov.cn/xinwen/2020-06/05/content_5517375.htm

3. 乡村健康危机将恶化因病返贫趋向

2016 年 3 月，《中华人民共和国国民经济和社会发展第十三个五年规划纲要》发布，制定了到 2020 年如期实现贫困人口"两不愁三保障"、确保我国现行标准下农村贫困人口实现脱贫，贫困县全部摘帽，解决区域性整体贫困的合理目标。以习近平同志为核心的党中央，带领广大人民以大无畏的勇气和力量，向贫困宣战，经过多年努力，2020 年我国终于实现了全面脱贫这一宏伟目标，这也是人类史上的又一壮举。

成功固然令人喜悦，但历史经验亦不能忘却。2018 年 4 月 19 日，国家卫健委财务司副司长刘魁在介绍全国健康扶贫工作时表示，在我国建档立卡贫困户中，因病致贫、因病返贫的比例均在 42% 以上。患病的农村贫困人口中，年龄在 15 岁至 59 岁占农村贫困人口的 40% 以上。健康扶贫是打赢脱贫攻坚战的关键战役。乡村健康问题可能会导致因病致贫、因病返贫的问题出现。[①]

---

① 国家卫健委：解决因病致贫因病返贫问题 打赢健康脱贫攻坚战 [EB/OL],(2018-04-26)[2022-04-20]. https://www.sohu.com/a/229587812_100049995

二、乡村健康的"未来"场景

（一）乡村健康的时代机遇

1. 发展乡村康养产业

乡村康养产业是以乡村地域为基础，以健康产业为核心，融健康疗养、养生养老、生态旅游、休闲度假等多种功能于一体，多产业融合发展的乡村经济发展模式。我国乡村康养产业仍处于初始阶段，但已呈现出迅猛的发展态势。在乡村振兴及健康政策背景下，我国乡村康养产业有可能即将迎来重大发展。

2017年10月，党的十九大报告提出"要完善国民健康政策，为人民群众提供全方位全周期健康服务"的政策。"健康中国"正式成为国家战略，大健康产业在我国迎来了发展的新阶段。康养产业是大健康产业的重要组成之一，其形式多样、受众面广大，正逐渐成为大健康产业的主力军。乡村地区具备良好的生态环境、丰富的自然资源和舒缓的生活节奏，是发展康养产业的不二之地。在大健康时代全面到来的背景下，乡村康养产业具有广阔的市场空间。

乡村康养涵盖养老、养生、医疗、旅游、休闲等多种服务，产业覆盖面广、融合度高、延伸链长。通过推动乡村康养产业与乡村传统产业的融合发展，打造如农耕锻炼、健康膳食、中药理疗等康养旅游产品，能够有效激活乡村资源，提高产业附加值和产业韧性，从而加快乡村传统产业创新升级，带动乡村区域发展。

2. 健康养老产业飞速发展

美国经济学家保罗·皮尔泽曾断言：健康产业将会以不可阻挡的趋势飞速发展，很快将替代 IT 产业成为推动世界经济发展的新动力。就我国而言，养老市场规模巨大。全国老龄办数据表明，2010 年我国老年人口消费规模达到 1 万亿元，到 2020 年达到 3.3 万亿元，2030 年将达到 8.6 万亿元，2040 年将达到 17.5 万亿元。而从 2014 年至 2050 年间，中国老年人口的消费潜力将从 4 万亿元左右增长到 106 万亿元左右，占 GDP 的比例将从 8% 左右增长到 33% 左右，我国将成为全球老龄产业市场潜力最大的国家。

我国的智慧养老产业始自 2012 年，近年来一直在摸索中前行。5G 时代的到来为未来万物互联的智能生活提供了基本的网络保障，智能终端产品将变得更加丰富，而 AI 技术的发展使得人机交互的方式发生了巨大转变，人机交互不再局限于键盘和屏幕，语音交互技术正在飞速发展，新型交互终端和后端数据支持可以为养老服务的精准化、智能化、人性化升级提供产品研发和服务支持。技术赋能，智慧养老前景远大，2020 年智慧养老服务产业进入了成熟期。

据清华大学互联网产业研究院发布的《2019 智慧养老产业白皮书》，我国智慧健康养老产业发端于 2012 年，经过多年的快速发展，2019 年进入黄金年代。智慧健康养老作为护航老年人安享晚年、提升幸福感的高科技产业，其产业规模不断扩容，近几年的复合增长率超过 18%。到 2020 年，其产业规模突破 4 万亿元，由此可见健康养老产业正飞速发展。

（二）直面危机的未来乡村

1. 未来乡村及其理念构想

城市有"大脑"，乡村也应该有"未来式"。在响应共同富裕号召，乡村振兴持续推进的今天，数字化改革正在改变乡村的生产生活方式和治理形态。未来乡村应该是新时代更好地服务乡村人民美好生活的发展形态和发展阶段。未来乡村的核心内涵应在于农业科技创新、乡村文化创意、村民及新村民的就业及创业，由此形成一种具有内生性、自驱性发展动力的生生不息的乡村发展形态。因此，高人文性、强绿色性、泛智能化和深交互性是未来乡村的主要特征。

未来乡村的建设，为中国的乡村未来发展树立了新的标杆，为重塑城乡要素流动与空间集聚的新格局，探索出一条多元化的"绿水青山就是金山银山"转化新路径，为推动乡村与城市同步实现现代化，打造生态优美、宜居宜业、现代产业支撑、城乡互动的现代化乡村新形态。精准把握未来乡村建设的发展走向、功能定位、价值逻辑及思维方式，是乡村振兴稳步推进的关键，也是乡村共同体重构的关键。

2. 乡村危机的战略性应对

近年来，我国大量的人口源源不断地涌入城市，农村文化衰落也由此引发。乡村的空心化趋势，进一步加剧了乡村的一系列问题：学校进行撤点合并，留守儿童出现上学困难的问题；农民对自我价值的认知出现偏差；在乡村生活的人们无法对乡村产生亲和力、归依感。对于当前农民来说，他们"生命存在的根基"发生了动摇，乡村危机日益严重。拯救乡村危机，刻不容缓。

拯救乡村危机，需要农民改善利益化认知。面对生活环境与生存状况的压迫，一些外出务工者被现实压弯了腰。对他们来说，钱已经成为衡量自我价值的最重要标准之一。对孩子的教育不及时、不重视，认为挣钱就能弥补一切，会让孩子形成错误的人生观、世界观、价值观。因此，作为家长、成年人，首先要有明确的自我定位，明确我们生活的目的，对于生活要有归属感，只有这样，才能教育好孩子，让他们得到良好的发展。

拯救乡村危机，需要改善乡村教育现状。随着社会的不断发展、人民生活水平的不断提高，在一些边远乡村，教育问题越来越突出。自从撤点并校以来，乡村一些学生上学成为最大的问题。乡村学校较偏远、教材不统一，在城市农民工子女不能上公办学校等一系列问题层出不穷。只有从根本上解决问题，改善乡村教育问题，才能培养出更多对国家有用的青年人才。

拯救乡村危机，需要加强基层文化建设。当前，生活在基层的民众们，已经没有了最初对乡村的归属感。生态环境恶化、家庭邻里关系淡漠、社会安全感丧失，使得乡村生活已经逐渐失去了自己独到的文化内涵。在这样的环境下，我们急需提升农村的文化生活，从根本上解决民众思想意识存在的偏差。因此，对于现在面临的乡村危机，我们要重点加强基层文化建设，提升民众意识。

3. 乡村健康危机的真解

乡村健康危机实际上是乡村危机的一部分，是包含与被包含的关系。因此，乡村健康危机必须在乡村危机解除后才能得出真解。解决乡村健康危机大致可以分为以下几点：

第一，更加重视农村环境卫生工作。相关卫生部门应加大政策实施的力度，一旦发现问题就及时处理解决，维护良好的卫生环境。

第二，加大基础设施建设投入力度。县、乡、村三级应分工负责，切实承担起相应职责，逐步加大对农村卫生基础设施投入，对严重破坏农村环境的企业坚决予以处罚。

第三，提升农村医疗机构医护人员专业水平。应定期对农村医疗机构职工进行岗中培训，提高他们的专业素质和技能水平。

第四，培养农民良好的卫生习惯。应采取丰富多样的教育形式加强环境卫生保护宣传教育，可以定期举行卫生知识讲座，发放小礼品吸引农民参与。

第五，增强农村居民健康意识，提高农民健康素质。大力开展卫生知识普及工作，采取多种形式普及疾病预防知识和卫生保健知识。

（三）未来乡村的健康场景

1. 未来诊室、未来健康小屋、未来村居医养中心三位一体的空间布局

打造未来诊室、未来健康小屋、未来村居医养中心三位一体的空间布局，是未来乡村健康场景的重要组成部分。

建设未来诊室，部署 5G 云诊室，实现医学影像云、区域心电图、零距离医疗、慢病长处方、第三方配送等拓展功能，保障县域内县、乡、村同质化医疗服务，这样居民们足不出户，就能体验到方便快捷的医疗服务。打造未来健康小屋，融入健康管理，实现自助血压、自助血糖、电子健康档案查询、诊疗数据共享等自我管理功能，保障自助便捷的健康管理服务，让未来乡村更加智能与现代化。融入未来村居医养中心，推进"互联网 + 健康养老"服务功能全覆盖，并向养老机构延伸，实现"老有所养""病有所医"。

2. "健康大脑 + 智慧医疗"模式的智慧化医疗服务体系

2021 年 6 月 29 日，浙江省发改委、卫健委联合印发《浙江省医疗卫生服务体系暨医疗机构设置"十四五"规划》。其总目标提出：坚持"以通为本、以用为本、以人为本"，深化"互联网 + 医疗健康"示范省建设，全省域推进"健康大脑 + 智慧医疗"，实施"1314+X"卫生健康数字化改革，高起点实施卫生健康新基建项目，建设智慧互联的卫生健康服务体系和监管体系，卫生健康数字化改革综合指数达到 90%。完善"健康大脑 + 智慧医疗"模式的智慧化医疗服务体系，可以分为以下几个方面：

第一，完善全民健康信息化基础设施。启动实施卫生健康"云网计划"，谋划推进"1+N"浙江健康云，在一体化智能化公共数据平台架构下，打造面向卫生健康系统与行业的公共服务云。

第二，打造数字医疗服务体系。推进"两卡融合、一网通办"，以国民医疗健康专区为载体，集成全人全程全方位"互联网 + 医疗健康"服务。全面推进集智慧服务、智慧管理等于一体的智慧医院建设，丰富智慧医疗

内涵。

第三，构建数字健康管理体系。大力发展未来社区健康场景，构建"全科家医＋区域名医＋智慧云医"一体化服务新模式。以老年人为重点，提供知健康、享健康、保健康服务，打造对慢病患者诊前、诊中、诊后的全流程闭环数字健康管理。优化集成孕前、孕期、出生、托育、儿童等服务，形成涵盖生育全程的、一体化的"互联网＋"母子健康服务。

3. 智慧健康驿站

智慧健康驿站，也称智慧健康小屋，是一个充分利用社区健康相关机构为民提供公共服务的场所。它整合各方资源，在社区整合养老服务中心、体育活动中心、养老机构、产业园区等现有场所，具备基于居民个体健康检测的精准化健康管理等功能，是提供居民健康自检自评与自我管理的功能载体，也是获得健康教育与早期干预的渠道。

进入智慧健康驿站，社区居民只需要一张身份证或医保卡，就可以进行健康自测和评估，了解整个家庭成员的体征状况和健康风险，并可以通过线上软件查看个人体征数据、就医记录、用药清单、检查报告等有效信息。同时，智慧健康驿站通过健康指导干预、家庭医生签约、公立医院预约、健康教育处方等便捷的功能，提供科学合理的后续医疗服务。

智慧健康驿站可以免费为社区居民提供各项健康检测，如测量血压、血糖、血氧、身高体重、脂肪、骨密度等指标和进行体质测试等，同时聘请专业医务人员为居民提供检测中发现的各类健康问题的服务指导，帮助居民认识慢性疾病的危害、危险因素及预防方法，掌握正确的健康生活方式。

三、未来乡村健康场景的体系构设

（一）健康场景的制度导向

1. 国家层面的制度导向

人民健康是一个国家长盛不衰的基础条件。随着时代的发展，健康生活的理念越来越受到重视，以习近平同志为核心的党中央高度重视国民健康，亲自规划和推动体育事业改革和发展，将全民健身上升为国家战略，广泛开展全民健身运动，深度融合全民健身和全民健康。国务院接连颁布《国务院关于实施健康中国行动的意见》（国发〔2019〕13号）、《关于印发全民健身计划（2021—2025年）的通知》等文件支持健康场景的体系构设。

《国务院关于实施健康中国行动的意见》（国发〔2019〕13号）指出，要进行健康知识普及行动，进行全民健身行动，实施促进老年健康行动，防控重大疾病等，旨在至2022年初步建立健康体系促进政策，稳步提高人民的健康水平，大力推广健康的生活方式，使各种重大疾病的发病率得到控制，至2030年大幅提高人均寿命，基本普及健康的生活方式，基本实现健康公平。

《关于印发全民健身计划（2021—2025年）的通知》指出，要大力推进健身场地建设，普及科学健身健康知识，推动健身活动全员参与，激发体育活动内在活力等，旨在至2025年初步建立全民健身保障机制，使人民群众健身变得更加便利，激发全民运动热情，逐渐完善全民健身公共服务体系。

此外，国家还出台了诸如《关于促进"互联网＋医疗健康"发展的意见》《"健康中国2030"规划纲要》等政策，从中可以看出国家想要提高国民健康水平的决心。而乡村因具有老龄人口多、青壮年人口流失、基础健身设施不完备等特点，自然成为国家推动全民健康重点关注的对象，所以国家会采取更有利的政策来促进未来乡村健康场景的构筑。农村健康产业将迎来春天，村民的健康生活将得到保障。

2. 浙江省层面的制度导向

为贯彻落实《"健康中国2030"规划纲要》、《国务院关于实施健康中国行动的意见》（国发〔2019〕13号）和《健康浙江2030行动纲要》精神，加快实施健康中国战略，推进健康浙江行动，推动健康产业更快发展，提高卫生健康质量和服务水平，满足人民对健康生活的需求，浙江省人民政府出台了《关于推进健康浙江行动的实施意见》以及《浙江省卫生健康事业发展"十四五"规划》。

《关于推进健康浙江行动的实施意见》提到，要全面实行健康影响因素干预，持续改善健康环境，维护全生命周期健康，防控重大疾病，强化医疗卫生服务保障，大力发展健康产业。从这些行动中，我们可以发现浙江省政府也正把人民健康摆在重要战略位置，旨在未来几年内大力建造乡村健康设施，促进乡村健康场景的体系构设，提高人民的健康素养水平。

《浙江省卫生健康事业发展"十四五"规划》（以下简称《规划》）提到，人民健康是民族昌盛和国家富强的重要标志。加快提高卫生健康供给质量和服务水平，是适应社会主要矛盾变化，满足人民美好生活需求的要求，是实现经济社会更高质量、更有效率、更加公平、更可持续、更为安全发展的基础，也是浙江建设"新时代全面展示中国特色社会主义制度优越性的重要窗口"的重要内容。"十四五"时期是健康事业发展的重要时期，但同时也面临着诸多挑战，我们要抓住机遇，补齐短板，才能为健康浙江建设事业打下坚实基础，为卫生健康事业发展提供强大动力。《规划》要求加强卫生健康体系建设，提升各地卫生质量服务水平，推进优质健康资源均衡分布，形成卫生健康创新优势，推动健康场景改革，将健康融入所有政策当中，深入实施健康浙江行动。旨在"十四五"时期结束时，将浙江省打造成为全国卫生健康模范省、健康事业最为发达省份之一，同时居民健康水平走在全国前列，基本实现卫生健康公平。有了这些政策的保障，健康事业的资源必然会向乡村倾斜，乡村健康事业的发展将会得到资金、物力、人力的支持，未来乡村健康场景将迎来一幅新景象。

3. 地方层面的制度导向

2019年3月，浙江省政府出台了《浙江省未来社区建设试点工作方案》，提出了未来社区明确的工作计划与要求，并描绘了未来社区内的九大场景，其中一大场景便是"未来健康"。2021年7月，浙江省政府正式印发《未来社区健康场景建设方案（试行）的通知》，围绕"健康大脑＋智慧医疗＋未来社区"的蓝图，首次提出了"建立全生命周期电子健康档案系统""在未来社区建设智慧化社区卫生服务站"等目标，并在全省11个县（市、区）确定了12个试点社区。

与此同时，浙江省政府也充分认识到构设未来乡村健康场景的重要性，呼吁各县市将建设乡村健康场景的工作提上日程。各地积极响应省政府的号召，出台了多项政策促进未来乡村健康场景的体系构设。以温州市为例，为进一步推进未来乡村健康医疗场景工作，温州市政府于2021年6月7日出台了《温州市未来乡村健康医疗场景工作方案》（下简称《方案》）。《方案》以专业化运作、互助式合作、多方位宣传为工作保障，提出了科学规划健康场景的布置，推动健康体系的形成，形成三位一体的空间布局，提高健康服务质量，完善健康场景硬件等举措，确立了25个试点乡村，旨在"十四五"时期结束时，完成全市100家未来乡村健康场景建设，村民健康生活水平得到较大提升。

2021年9月26日、温州市民政局、温州市发展和改革委员会、温州市农业农村局联合下发了《温州市未来乡村健康养老场景工作方案》。方案指出，列入温州市未来乡村建设的25个试点，2021年11月前，健康养老场景要初显成效。表3-1是2021年温州市未来乡村建设试点名单。

表3-1　温州市未来乡村建设试点名单

所在县（区）	未来乡村名称	建设时间	建设类型
鹿城区	鹿城区山福"瓯韵山福·古驿新风"未来乡村	2021年	村域型
	鹿城区七都"生态水都·文创樟里"未来乡村	2021年	村域型
瓯海区	瓯海区茶山"创梦山根"未来乡村	2021年	村域型
	瓯海区泽雅"研学纸山"未来乡村	2021年	村域型
龙湾区	龙湾区瑶溪"钟秀瑶溪"未来乡村	2021年	村域型
	龙湾区永兴"灵秀五溪"未来乡村	2021—2022年	村域型
洞头区	洞头区东屏"半屏同心"未来乡村	2021年	村域型
	洞头区北岙"古渔村"未来乡村	2021年	村域型
乐清市	乐清市大荆"铁定有趣·三金共富"未来乡村	2021年	村域型
	乐清市清江"花果飘香·幸福北塘"未来乡村	2021—2022年	村域型
瑞安市	瑞安市曹村"文都武乡·瓯越粮仓"未来乡村	2021年	镇域型
	瑞安市马屿"瓯越古邑·湿地儒阳"未来乡村	2021年	村域型
永嘉县	永嘉县沙头"流彩珠岸·青云豫章"未来乡村	2021年	村域型
	永嘉县鹤盛"诗画山水·慢享岩上"未来乡村	2021年	村域型
文成县	文成县南田"隐居武阳"未来乡村	2021年	村域型
	文成县百丈漈"古韵石庄"未来乡村	2021年	村域型

续表

所在县（区）	未来乡村名称	建设时间	建设类型
平阳县	平阳县昆阳"塘河粮仓"未来乡村	2021 年	村域型
	平阳县凤卧"浙江红村"未来乡村	2021 年	村域型
泰顺县	泰顺县南浦溪"未来库村"未来乡村	2021 年	镇域型
	泰顺县罗阳"趣村岭北"未来乡村	2021 年	村域型
苍南县	苍南县钱库"归去来兮·谊在乡野"未来乡村	2021 年	村域型
	苍南县马站"品味柚乡·乐活雾城"未来乡村	2021 年	村域型
龙港市	龙港市"汀水田园"中部未来乡村	2021 年	村域型
	龙港市"九龙水韵"东部未来乡村	2021—2022 年	村域型
浙南产业集聚区	浙南产业集聚区海城"金色埭头"未来乡村	2021—2022 年	村域型

（二）健康场景的保障机制

1. 保障机制的内涵

未来乡村健康场景的建设，离不开长效的体制机制保障，要坚决破除原有的体制机制弊端，使市场在资源配置中起决定性作用，更好地发挥政府作用。未来乡村健康场景保障机制的内涵可以分为以下三个方面。

第一，公平合理的医疗保障机制。医疗保障机制是建立未来乡村健康场景的核心，对村民的健康保障具有重要意义。一直以来乡村健康产业的发展都相对滞后，与城市的基础医疗健康发展有一定差距，但随着前几年乡村振兴战略的出台，乡村的医疗健康产业也取得了突飞猛进的发展，村民对健康生活的需求进一步提升。乡村医疗保障机制也随着健康产业的发展而改革，更加注重满足广大人民群众对健康生活的需求，以提高村民健康生活水平。

第二，稳定持续的资金运行机制。稳定的资金运行机制是未来乡村健康场景可持续发展的基本保障，是建设基础健康设施的重要保证。在营造健康场景的筹资上，要发挥市场在资源配置中的决定性作用以及政府的主导作用，优化资金流动结构，拓宽筹资渠道。同时，应提高资金统筹层次，实现制度政策统一、资金统收统支、管理服务一体的全局目标，做好资金预算，充分考虑医疗健康场景服务模式发展的需求，统筹未来乡村健康场景的发展。

第三，严密有力的社会监管机制。市场监管机制是保证健康场景发展的重要防线，起到监督者的作用。群众是资金监管的重要力量，他们可以对资金使用情况进行监督，充分发挥市场监督者的作用，为未来乡村健康场景的发展提供保障。

2. 保障机制的实施

未来乡村健康场景保障机制的实施需要依托一系列强有力的举措。课题组在查阅资料、深入调研、讨论分析的基础上，提出保障机制的实施可从以下几个方面入手。

第一，提高健康医疗防贫能力。《乡村振兴战略规划（2018—2022年）》明确指出，要做好农民重大疾病救助工作，保障农村居民的健康生活。因此，在未来乡村健康场景建设过程中，要重点关注农村居民的健康需求，拓宽医疗救助资金来源，鼓励社会各阶层积极承担社会责任，通过捐款等多样化形式增加乡村医疗救助资金。同时，大力推进乡村群体疾病防控工作，做到早治疗、早预防，减少重大疾病发生率。

第二，推进健康场景数字化治理。要加强村民电子健康信息系统建设，推动健康信息共享，大力发展乡村健康信息系统基础设施建设，早日建成市级健康信息网络，并加强对健康场景建设的实时监管。此外，还要提高健康场景智慧健康服务能力，打造数字医疗健康应用场景，尽早实现"互联网＋智慧医疗"服务体系，为村民提供一站式医疗服务，让村民足不出户便可向省市级医疗专家问诊。同时，充分考虑老年群体的需求，设置专门人员帮助老人实现智能医疗服务办理，享受更加便捷的医疗服务。

第三，加快医疗健康立法工作。这是规范未来乡村健康场景建设的重要举措，能够体现国家对农村群体健康生活的重视。要加快医疗健康保障法治建设进程，理清健康场景保障机制中各主体的权责分担和运行机制，量化绩效考核、表彰奖励、违规处罚的指标。未来乡村健康场景的建设作为新兴的理念，还有很多需要完善的地方，所以要明确规定好医疗健康社会监管制度，做好相关法律法规的对接，避免出现法律漏洞，让不法之徒有机可乘。同时结合实际发展过程中出现的新问题、新挑战，及时对原有的法律法规进行调整和完善，为乡村健康场景发展提供法律支撑。

3. 保障机制的核心

建设未来乡村的健康场景并非一朝一夕就能完成，而是一个长期的过程，需要一套完善的保障机制来支撑其发展。而保障机制想要长期发挥作用，就需要贯彻保障机制的核心理念。在未来乡村健康场景的保障机制中，发挥市场这只"无形的手"对资源配置的决定性作用和发挥政府在市场配置中的主导作用便是保障机制的核心。这样资金、人力、物力便能够在健康场景的发展中形成一个封闭循环，促进乡村医疗健康基础设施可持续发展。

另外，全社会参与未来乡村健康场景建设也很重要，不仅乡村群体要参与到建设过程中，城市各阶层也应当主动承担起社会责任，为健康场景发展贡献力量。

（三）健康场景的普惠体系

1. 普惠体系的理念

普惠体系是指一整套全方位的为社会全体人员，尤其是弱势群体提供便利优惠的思路、方案、保障措施等。在未来乡村健康场景中，则表现为所有村民都能平等地享受健康场景所带来的优质服务。全民性、便利性是健康场景普惠体系的重要特征。只有将所有的服务对象都融入乡村健康场景，才能称得上是真正的健康场景普惠体系。这是普惠体系建设的基本出发点以及最终考验标准。

未来乡村健康场景的普惠体系也受到了国家重视。党的十八大以来，以习近平同志为核心的党中央高度重视体育工作，已经将发展运动健康事业作为国家重点战略之一，推动全民健身和全民健康深入融合。各地区正大力开展大批"便民、利民、惠民"的全民健身活动，"健康中国，你我同行"的理念已深入人心。而乡村作为整个社会发展中的重要组成部分，也在如火如荼地建设运动健身基础设施，为普惠体系的构建打好基础。

广大人民群众应当认识到健康场景的普惠体系是有益于所有人群的，但它的形成仅仅依靠政府的力量还远远不够，需要依靠社会各阶层人士提供帮助，共同努力构建。如果人人都出一份力，那么一个能够满足人民健康需求、保障健康生活的和谐社会便离我们不远了。

2. 普惠体系的举措

为推动健康场景普惠体系的构建，国家出台了一系列政策，提出不少举措，其中就包括 2020 年 10 月 10 日国务院办公厅发布的《关于加强全民健身场地设施建设发展群众体育的意见》（下简称《意见》），这项政策从建设基础健身设施出发，旨在改变社会不同人群无处运动健身的状况，建立健全全民运动健康制度，实现真正的全民健身新局面。

有关调查显示，近年来我国体育产业持续发展，总规模稳步增长，到了 2020 年体育产业总规模已超过 3 万亿元。但在体育市场持续增长的同时，运动健身场地的发展却相对滞后，运动场地的数量与体育产业规模不匹配。而《意见》的出台将会让这一现象得到一定改善。《意见》在建设运动设施方面，共有 11 项新举措，包括支持社会参与、简化运动场地建设审批流程、扩建千余个体育公园、发展剩余建设用地等。这些举措能够大大增加运动场地的建设数量，从而促进未来乡村健康场景普惠体系的形成。

除了《意见》外，国家为满足社会群体对运动健康的需求，还陆续颁布了《关于促进全民健身和体育消费推动体育产业高质量发展的意见》《体育强国建设纲要》《体育产业发展"十三五"规划》等一系列重要文件，大力宣扬运动健身的益处，普及全民健身的理念，激发群众体育活力与热情，推动体育锻炼成为一种习惯、一种兴趣。这些文件无一例外都提到了运动健康的全民性与便利性，这对于建立一套人人运动、人人健康的未来乡村健康场景普惠体系具有重要意义。

3. 普惠体系的目标

众所周知，未来社区是以满足人民美好生活向往为根本目的的社区，是围绕社区全生活链服务需求，以人本化、生态化、数字化为价值导向，以未来邻里、未来教育、未来健康、未来创业、未来建筑、未来交通、未来能源、未来物业和未来治理九大场景创新为引领的新型城市功能单元。而同样在未来乡村中，作为"九大场景"之一的"健康场景"，村民们似乎显得格外关注。建设未来乡村健康场景的普惠体系，本质上就是要围绕全民康养的理念，为村民的运动健康提供便利，满足所有群体对健康生活的需求。

从普惠体系的目标中我们不难发现，对于少数人群、弱势人群的需求不可忽视，否则就无法形成真正意义上的未来乡村健康场景普惠体系。而如今的许多乡村虽然已经有了能够改善健康水平的基础设施，但仍存在不少问题：现有的基础健康设施大多是按照大多数人的模板来设计的，很少考虑到少数人群的需求，比如老人、小孩、残疾人等。他们对于健康的需求更加强烈，但在现实生活中这些需求往往是最容易被忽视的。这一方面是因为特殊设计的设施购买人群较少，另一方面是因为设计理念的缺乏。

在未来乡村健康场景的构建过程中，一定要充分考虑少数人群的需求，满足村民生理、心理等多方面需要，营造更舒心、更健康、更安全的健康场景，让各类群体都能体验到智能化、便捷化、个性化的服务，形成真正意义上的未来乡村健康场景普惠体系。

四、未来乡村健康场景
的"未来"气韵

（一）"智慧+运动+健康"

1. 未来乡村健康场景的"智慧"未来感

2019年5月16日，中共中央办公厅、国务院办公厅印发了《数字乡村发展战略纲要》，为数字乡村发展提出了新目标、新要求，也指明了新路径、新方向。进入新时代以来，我国的乡村发展取得巨大突破，但也遇到了许多新挑战与新问题，如基础设施薄弱、资源分配不均，发展活力不足等。这就需要科学技术的支撑，加快乡村基础设施智能化转型，建立惠民服务平台，缩小城乡信息差距，以促进智慧乡村的发展，为乡村振兴提供源源不断的动力。

由此可见，"智慧"在乡村振兴中占据着重要地位，而乡村健康场景的发展作为乡村发展的一部分，"智慧"也显得尤为重要。故课题组提出在未来乡村健康场景中增加"智慧场景"，大力发展智慧健身设施，构建乡村健康服务体系，推广乡村健康生活方式，建设信息化健康场景。

"智慧场景"以"智慧+运动+健康"为核心，提倡智能化健康生活方式，形成智慧康养服务体系，可体现在三个方面，分别是：健康生活、智能医疗、智慧养老。健康生活具体表现为建立全生命周期电子档案系统，提供适合全年龄段人群的运动健身资源，分享智能化健康生活方式。智能医疗具体表现为创新应用"智能医疗"诊断系统，建立电子健康档案，构筑紧急救援网络平台。智慧养老具体表现为建设居家养老智能服务系统，提供一站式专业照护服务，形成"互联网＋养老服务"网络。

2. 三大策略促进未来乡村健康智慧转型

近年来，信息技术得到空前的发展，不断衍生出推动全球经济格局和产业形态的新模式、新产品，这也正改变着乡村健康场景发展的格局。党的十八大以来，以习近平同志为核心的党中央深刻认识到信息化对乡村振兴和乡村现代化的重要性，做出了一系列决策加快乡村信息化基础设施建设，推动乡村信息服务体系形成。在此背景下，实现乡村健康数字信息化具有时代意义。课题组在充分调研、深入探讨的基础上，提出了以下三大策略，以促进未来乡村健康智慧转型。

一是建设乡村基础信息化设施。乡村基础信息化设施是未来乡村健康智慧转型的载体与基础，是推动乡村健康场景发展的强大支撑。为了更好地建设数字化乡村，应继续大力发展乡村数字基础设施，提高信息化水平，让新一代互联网早日在乡村落地，同时加快健康设施智能化转型，创新运动健身形式，为村民健康生活提供保障。

二是形成信息惠民服务体系。当前，互联网在乡村也得到一定发展，为村民的健康生活带来了便利。但由于相关公共基础设施不够健全、健康信息系统薄弱等，大部分农村还未形成一个科学的信息惠民服务体系，这阻碍着乡村健康智慧转型。因此，政府在推动建设乡村基础信息化设施的同时，也要深化信息惠民服务，缩小城乡服务水平差距，为未来乡村健康场景发展注入"智慧动力"。

三是促进村民传统观念转变。农村人口老龄化严重，人口结构失调，普遍存在"空心村"现象。第七次全国人口普查结果显示，2020年平均家庭户人口（注：指以家庭成员关系为主、居住一处共同生活的人组成的户）为2.62人，比第六次全国人口普查的3.10人减少0.48人，首次低于3人，这组数据反映出我国目前空巢现象凸显，而在农村空巢现象更加严重。随着城市化进程的加快，会有越来越多的年轻人流入城市，农村基本成为中老年人的世界。老人们受传统观念的影响，形成了相对封闭的生活习惯。他们与年轻人相比，对新事物的接受能力不足，如对智能健康设施不了解，也不会用，甚至还有些抵触心理，这阻碍着乡村健康场景的发展。所以转变他们的传统观念显得尤为重要，要让村民们知道乡村信息化健康设施的优势，同时设立专门人员教授村民如何使用这些设备。村民们的获得感、安全感、幸福感提升了，传统观念自然会改变。

3. "智慧型"未来乡村健康场景举例分析

温州山福镇的未来卫生室

温州市鹿城区山福镇驿头驿阳村在未来乡村建设过程中，以智慧医疗为依托打造未来健康场景，满足了当地村民的健康需求，为村民的身心健康提供保障。其中，最具代表性的健康场景当数山福镇驿头驿阳村的未来卫生室。

据了解，这个未来卫生室占地面积约150平方米，位于驿头驿阳路78号，至今服务人数已有2000人以上。目前，该卫生院已与温州医科大学附属眼视光医院合作打造了5G"云医院"诊疗服务。该服务利用5G网络，提供名医"云诊断"服务，村民在家中便可以视频通话的方式与省市级大医院的医生沟通，实现远程健康咨询、疑难症状诊疗等功能。与此同时，未来卫生室还配置了相应的未来健康小屋，提供电子档案查询、自助测血压、血糖，自助取药等服务，实现智能、自助、便捷的健康管理服务。

山福镇政府深刻认识到乡村健康场景在未来乡村发展中的重要性，大力推动智能健康设施的建设，不断调动各方资源，投入大量人力、物力、财力，以优质治疗、健康生活、幸福养老为目标，为村民提供更优质便捷的健康服务，构建智慧健康服务体系。

杭州长埭未来社区的幸福景象

长埭村位于杭州西湖龙井茶保护区，作为浙江省未来乡村试点之一，当地村委会积极响应省政府的号召，运用信息技术不断改变着当地村民的生产方式和生活方式。由于当地村民多以种植龙井茶为生，当地政府大力提倡茶农为自家茶叶贴上西湖龙井茶产地证明标识。通过该标识，顾客可查询茶叶的年份、质量、防伪码等信息。这项举措真正保护了西湖龙井品牌，带动了当地茶叶的发展。近年来，当地龙井茶叶产量以每年10%~20%的速率稳步增长，村民们的腰包越来越鼓了。

村民们的生活水平提高了，自然对健康生活有了更高的需求。当地政府为了贯彻智慧医疗的理念，在文化礼堂内设置了健康服务点，每周六都会有医学专家来到服务点坐诊，为村民们提供免费体检服务。每一份体检报告的数据都会及时传输到长埭村全民健康数字管理平台中，以方便村民观察身体状况的变化。在长埭村指挥中心里还有一面"智慧屏"，其数据与全民健康数字管理平台相通，可为村民提供健康检测服务，并根据村民的身体状况推荐健康生活方式，让健康服务更加精确。

据长埭村村委书记李卫东说，之后还会建设浙江省新华医院长埭村服务网点。该网点以"健康大脑 + 智慧医疗"为服务模式，运用数字信息技术推动未来乡村健康场景建设，让村民在家中就可向省市级医疗专家咨询问诊，村民的幸福美好生活得到技术保障。

（二）"低碳 + 运动 + 健康"

1. 未来乡村健康场景的"低碳"未来感

一直以来，中国始终将可持续发展作为整个经济社会发展的重要目标，坚持科学发展观，贯彻人与自然和谐发展的理念。中国在1992年签署了《联合国气候变化框架公约》，并成为第37个缔约国，此后颁布并采取了一系列的制度与政策以应对气候变化。在2020年9月，中国国家主席习近平在第七十五届联合国大会一般性辩论上继续阐明中国观点，并宣布将采取进一步措施在 2030 年前实现碳达峰、2060 年前实现碳中和的重大战略目标，并在此后多次重申了我国的"双碳"目标。这一目标体现了我国生态文明建设的最新要求，也对未来乡村建设提出了新的指标。

在此背景下，课题组提出在未来乡村健康场景中增添"低碳场景"。在低碳场景的创建理念中，离不开"低碳生活"和"低碳生产"两个衍生理念。低碳生活，是指通过低能量、低消耗、低开支的生活方式，尽力减少在生活作息过程中消耗的能量，尤其是减少二氧化碳的排放量，从而达到低碳的目的，减轻对生态环境的污染。低碳生产，是指在生产过程中构建低污染消耗的基础生产系统，其核心目标是减少温室气体排放。

在低碳生活生产方式当中，提倡"低碳 + 运动 + 健康"的核心理念。低碳运动，即倡导低碳环保的有氧运动方式，打造一系列的低碳运动场景，如乡间游步道与自行车道，为未来乡村居民提供户外运动服务，在低碳运动健身的同时满足居民日常放松心情、亲近自然的需求。低碳健康，即面向未来乡村的全体居民，用低碳的方式建立"全民康养"的健康场景。如在未来乡村医疗服务中提供手机预约挂号服务，实现线上就诊，减少出行，便捷低碳。

2. 三大转型推进低碳理念贯彻全局

在 2021 年全国两会上，中国农业科学院农业环境与可持续发展研究所所长赵立欣接受采访时表示，当前农业农村温室气体排放量约为全国排放总量的 15%。[①] 在此背景下，推进农村生活生产低碳化显得更为意义重大。为此，课题组提出三大转型以实现未来乡村健康场景低碳理念的落地。

首先，要让未来乡村居民的观念转型，树立低碳、节能的意识，使低碳的理念潜移默化地影响到居民交通出行、消费、教育等各个方面。将低碳的生活理念通过乡村居民易于接受的形式，如广播、电视、横幅标语和村务公告栏等常用的信息载体，对乡村居民开展全方位、多层次的宣传教

---

① 李晨. 赵立欣代表：加快推进农业农村碳达峰碳中和 [EB/OL].(2021-03-08)[2022-02-08].http://www.ieda.org.cn/xwzx/mtbd/275877.htm

育。同时，打造未来乡村式的"碳普惠"平台，如可通过低碳行为换取碳积分奖励的方式，来引导未来乡村居民自觉践行低碳的生活方式。

其次，推进未来乡村农业低碳转型。农业是主要的温室气体排放源，为了促进未来乡村低碳化，必须优化农业生产，走上低碳农业的道路。低碳农业是以可持续发展的理念为指导，以高能效、低能耗和低碳排放为目标，在生产供销过程中减少能源消耗和温室气体排放的一种现代农业发展模式。在农业生产中，创新生产模式，以节能减排为目标，构建低碳农业新模式。如可建立低碳农业研究示范基地，引进农科院校与农业科研机构人才、技术资源，赋能农业生产低碳化。如种植业的小麦、水稻、玉米等的秸秆废料可加工后用于畜牧业的牲畜饲料，畜牧业的牲畜粪便又可处理成为种植业的肥料。同时推进新型土肥技术，尽可能减少化肥农药的使用量。农科院所指导农民针对作物需要实现精准施肥，鼓励施用有机肥，并通过秸秆还田、保护性耕作等方式提高农田的固碳增汇能力。

最后，推动未来乡村能源低碳转型。一是提高能源利用效率，利用节能、储能技术和能源统筹管理模式，为整个乡村提供充分可持续的能源供给。二是推广利用低碳能源，并结合乡村自身特点，因地制宜地发展低碳清洁能源。推动乡村生物质能的开发利用，利用生物质如植物秸秆为燃料发电，实现资源再利用的同时减少二氧化碳的排放。乡村沼气设施建设，是打造低碳场景的重要部分。沼气本身具有绿色低碳、清洁可再生的特点，乡村可产生的沼气潜力巨大，储量丰富。如果合理规划沼气设施的建设，可推动解决乡村环境卫生问题，可谓一举两得。

3."低碳型"未来乡村健康场景举例分析

杭州梅林村未来乡村的"125"低碳建设目标

杭州市瓜沥镇梅林村在推进未来乡村建设的过程中，始终将"低碳发展"作为建设方向，在建设过程中将习近平总书记提出的"碳达峰""碳中和"理念作为全村未来低碳发展的理论指导。为此，梅林村提出了以"125"为目标的未来乡村建设方向，即一个"双碳"能源平台、两大前进方向（未来能源方向与未来生活方向）、五个低碳应用场景（未来工厂、未来出行、零碳建筑、未来民居、未来驿站）。从梅林村的"125"建设目标来看，梅林村的低碳建设已经落实到居民的衣食住行过程当中，真正地体现了未来乡村低碳场景的全面覆盖。同时，梅林村在低碳场景建设中注重低碳理念与乡土风情的有效融合，依托光伏发电、垃圾利用、智能灯杆等途径满足居民日常生活需要，让低碳成为梅林未来乡村的一张金名片。

温州瑶溪村打造"零碳""未来乡村"

温州市龙湾区瑶溪村携手龙湾供电分局，以"近零碳排放城镇、近零碳排放园区、近零碳排放社区、近零碳排放交通"为目标打造"零碳""未来乡村"。在未来乡村场景建设上，瑶溪村设定了十大应用场景，分别为聚焦红色国网、打造坚强电网、探索数智电网、构建高弹电网、倡导美丽电网、推进零碳电源、围绕零碳村居、谋划零碳景区、服务零碳交通、深化零碳服务。从这十大应用场景中不难发现，半数场景都与"零碳"有关。以服务零碳交通为例，在公共交通方面，瑶溪村计划用纯电能源汽车替代传统能源汽车，实现公共交通的"零碳化"，在全村范围内合理规划布局充电桩建设，以提供能源保障，同时倡导使用电动汽车。

（三）"绿色＋运动＋健康"

1. 未来乡村健康场景的"绿色"未来感

党的十九大报告中提出乡村振兴战略，后在中央农村工作会议中确定了乡村振兴战略的 20 字方针：产业兴旺、生态宜居、乡风文明、治理有效、生活富裕。其中"生态宜居"是乡村振兴战略对我国乡村生态建设提出的目标，生态环境是乡村居民宜居的基础，没有一个良好的生态环境，乡村居民的生活质量就无法得到保证，乡村更是难以振兴。与城市相比，乡村具有独特的生态环境与先天的自然优势，合理地保护开发乡村，让绿水青山成为金山银山，是乡村振兴的不懈追求，同样是未来乡村健康场景建设的必然要求。

未来乡村健康场景中的"绿色场景"建设，总的来说即是要始终坚持习近平总书记提出的"绿水青山就是金山银山"的理念，在开发的过程中贯彻"尊重自然、保护自然、顺应自然"的思想，构建人与自然和谐共生的现代化场景。

在绿色场景的构建中，融合"绿色＋运动＋健康"的理念，将"绿色"的概念融入未来乡村居民生活的方方面面，成为未来乡村新的风尚。绿色运动，即倡导在绿色自然的环境中运动，既能锻炼身体还能亲近自然。有研究表明，在越是绿色自然的环境中锻炼，人的身心感受就越好。英国埃塞克斯大学绿色运动研究团队专家麦克·罗杰森指出，绿色运动相比非绿色运动感觉更为轻松，取得的锻炼效果也有明显提升。绿色健康，即用绿色健康的理念对未来乡村居民的衣、食、住、行提供全方位的指导与规划，提倡绿色健康的生活方式，如号召居民使用绿色产品，倡议绿色消费、绿色出行、绿色居住等。在绿色健康场景构建中统筹保护乡村山水、林田湖草，才能让绿水青山、蓝天白云永驻乡间。

2. 三项举措构建未来乡村绿色发展模式

为增进未来乡村健康场景的"绿色"未来感，课题组认为要构建符合未来乡村情况、具备未来乡村特色的绿色发展模式。具体来说，可以通过以下三项举措来实施。

一是强化未来乡村居民的绿色观念，加强新时代的乡村生态文明建设，让绿色环保的意识深入未来乡村居民的内心。习近平总书记说过，"生态文明建设同每个人息息相关，每个人都应该做践行者、推动者"①。居民作为未来乡村的一分子，在探索未来乡村绿色发展模式的道路上理当有所贡献。可采用居民喜闻乐见的方式，宣传习近平生态文明思想，宣扬未来乡村绿色发展的理念；通过成立绿色乡村振兴宣讲团、开展绿色公益志愿活动等方式，营造未来乡村推进绿色发展的浓厚氛围。

① 习近平主持中共中央政治局第四十一次集体学习 [EB/OL].(2017-05-28)[2022-04-20].http://cpc.people.com.cn/n1/2017/0528/c64094-29305569.html

二是推进未来乡村绿色产业发展，促进未来乡村生产方式的绿色转型。在未来乡村农业生产上，可减少农药化肥的使用量，增进对畜禽粪污的资源化利用；推广农作物病虫害防控技术，生产农作物病虫害绿色防控产品；综合回收利用废弃农作物；实行耕地轮休保护制度，通过保护性耕作模式等措施推进未来乡村农业绿色转型。同时未来乡村可发掘当地优势资源，根据未来乡村的实际情况培育新型产业，运用先进技术赋能产业发展，将未来乡村的"绿色资源"转化为"绿色经济"，探索出一条既新兴又有特色的绿色产业发展道路。

三是整治未来乡村人居环境，推进绿色治理常态化，让居民"望得见山、看得见水、记得住乡愁"。持续推进"五水共治"，因地制宜、合理规划未来乡村污水处理设施，统筹改善未来乡村水体情况，力争村域内地表水水质稳定达到或优于Ⅲ类水质。为每个未来乡村配置相应的生活垃圾绿色处置设施，建立健全未来乡村生活垃圾绿色处置体系，实现"源头分类少量，尽头再生利用"的处理目标。乡村环境清洁推行包干制度，每家每户承担相应的清洁责任，村干部定期监督检查。同时推进乡村绿化行动，扩大村居绿化面积，种植特色乡土树种，建设具有乡村特色的绿化景观。

3. "绿色型"未来乡村健康场景举例分析

杭州黄湖镇未来乡村的绿色发展模式

杭州余杭区黄湖镇围绕"未来村居、未来村业、未来村文、未来村治、未来村民"五大场景开启了"未来乡村实验区"青山试点，由此踏上了一条"探索绿色发展模式，建设未来乡村样板"的道路。

青山村始终以习近平总书记的"绿水青山就是金山银山"理念为指导，结合乡村实际，创新绿色发展新模式。青山村成立绿水公司，依靠水基金信托"善水基金1号"，采取集中保护和综合开发的方式，将村内的生态资源转化成为乡村发展的资产和资本。在此基础上，青山村积极发展现代生态产业，引进新兴产业，创建现代生态产业链条。现已引进多个新兴业态和合作项目，吸引人才访客3万余人次，实现初步旅游收入300余万元。

　　同时青山村坚持创新驱动，建立保障服务机制，吸引人才为青山村的绿色发展注入新的活力。青山村建立以人才驻村贡献度为标准的积分评价体系，制定相应的人才服务保障政策，对符合标准的人才给予政策补贴。同时大力扶持人才创新创业，为创业人才打造共享办公空间、众创空间，并提供技术咨询和创业指导服务。

　　在未来乡村治理上，青山村采用居民自治的形式，设立"村民义务日"。在"村民义务日"当天，开展水源地保护、基础环境整治等形式多样的活动。在培养群众共治精神和合作精神的同时，将绿色发展的生态理念传递到居民心中。

五、未来乡村健康场景的场景关联

（一）"健康场景"+"低碳场景"+"生态场景"

1. 融合推进低碳生态，协同共建健康乡居环境

未来乡村的低碳场景主要偏向的是低碳理念对于未来乡村场景的指导作用，如将低碳融入未来乡村居民日常的生产生活当中，形成绿色低碳的生活生产方式；而未来乡村的生态场景则更注重的是对未来乡村原生自然环境的保护，如统筹保护未来乡村中的山水林田湖草，实现青山绿水、茂林沃田、清湖丰草的生态目标。但这两者的最终目标都是为未来乡村居民提供一个促进其健康发展的生态环境，因此，课题组认为可将低碳场景建设与生态场景建设相融合，协同共建健康的乡居环境。

2. 理论推动低碳建设，扩充生态场景未来内涵

在未来乡村低碳场景规划上，课题组认为要从构建低碳制度和标准体系入手，用科学的理论指导场景建设。制定碳普惠机制，明确未来乡村居民的责任、义务与权利；确定低碳场景的评价标准，为未来乡村中的旅游景区、餐饮酒店、商场超市等场景确立低碳的评价标准；符合标准后颁发低碳场景认证证书，赋予其低碳属性；组织未来乡村低碳评估委员会，构

建起低碳发展的沟通互助平台，发挥为未来乡村制定低碳政策、评估场景碳排量等的作用。在此基础上，低碳场景的建设有了指导方针，更具有现实意义。在生态场景的建设上，就可以将低碳作为导引，探索低碳推动生态建设路径，将低碳场景的理念扩充至生态场景的理念中，用"低碳"的具体数据来丰富生态场景的内涵，使"低碳"成为生态场景的典型性场景，让生态场景可观可感。如可实施生态工程，开展乡村绿化行动，增加森林面积和蓄积量，增强草原、绿地、湿地等自然生态系统固碳能力。推动环境资源向资产的转变，在实现生态保护的同时达成低碳的目的。

3. 建设公众低碳场景，保障生态场景发展持续

未来乡村健康场景的普惠对象是未来乡村的居民，在低碳场景建设上要保障居民大众的权益，所以要坚持惠民的出发点，构建属于公众的低碳场景。同时，公众生活对生态环境有着较大的影响，保证公众生活的低碳化，对保障未来乡村生态场景可持续发展有着重要作用。

交通方面，构建公共交通低碳场景，倡导绿色出行，鼓励未来乡村居民出行选择共享单车、步行和公交车等绿色出行方式；建立新能源汽车使用场景，在未来乡村范围内完善电动汽车充电桩建设，为新能源汽车配备专属停车场。消费方面，开拓节能低碳消费场景，对未来乡村的景区、餐饮酒店、商场超市等场所进行低碳节能管理；消费者层面开展低碳消费号召，如餐饮提倡用餐光盘、减少浪费，酒席提倡经济实惠、避免铺张。居住方面，创建绿色低碳建筑场景，开发利用清洁能源。如提高未来乡村公共建筑屋顶的光伏面积比例，推进分布式光伏、智能光伏等清洁能源应用；推广应用绿色建材，减少建筑过程中的碳排放；推动老旧建筑节能节水改造，新建建筑必须安装节能节水设备等。

（二）"健康场景"+"文化场景"+"邻里场景"

1. 提炼文化促进邻里，助力构建健康乡风面貌

乡村振兴战略20字方针中除了前文提到的"生态宜居"这一点之外，

"乡村文明"同样对未来乡村健康场景的建设具有重要的指导意义。未来乡村健康场景的建设理念倡导构建以促进人群健康发展为目标的健康社会，乡风文明的要求即是构建一个"健康社会"。这个"健康社会"具有传承发展乡村优秀的传统文化，传播良好的家风、乡风、民风，邻里互助、真诚相待、勤俭节约等优秀传统美德的特点。所以从这个层面上来说，未来乡村的文化场景与邻里场景是共同作用并完善于健康场景的。

中国的乡村文化伴随着农业文明的发展而不断丰富，并逐渐形成了每个乡村独有的文化体系。一个乡村的文化体系集中反映了该乡村居民的日常生活习惯、交往方式和价值观等，是乡村独有的精神象征。但随着城市化进程的加快，一些乡村文化正在慢慢地消逝，其中优秀的传统文化亟待得到传承与发扬。

习近平总书记在党的十九大报告中指出："没有高度的文化自信，没有文化的繁荣兴盛，就没有中华民族伟大复兴。要坚持中国特色社会主义文化发展道路，激发全民族文化创新创造活力，建设社会主义文化强国。"[①]因此，在未来乡村文化场景的建设上，必须从乡村的实际情况出发，发掘本乡村优秀的传统文化，提炼精华，构建具有乡村特色的文化场景。用文化场景带动新时代未来乡村文化的发展，为乡村居民树立文化自信，提升乡村文化软实力。同时以文化推动未来乡村家风、乡风、民风"三风"建设，助力构建健康乡风面貌。

从古至今，人们都希望与自己的邻居保持和谐温馨的邻里关系。和谐的邻里关系体现了一个乡村文明风貌的健康进步，构建和谐温馨的邻里关系是在新时代乡村建设中必不可少的一部分。邻里关系的发展演变过程，孕育了独特的邻里文化。中国的邻里文化源远流长，"五家为邻，五邻为里""亲仁善邻，国之宝也""千金买宅，万金买邻"这些古话都体现了中国人对邻里文化的看重。但随着乡村空心化、老龄化问题的不断显现，乡村居民的生活逐渐处于封闭的状态，邻里之间互帮互助、你来我往的情形

---

① 习近平提出，坚定文化自信，推动社会主义文化繁荣兴盛 [EB/OL],(2017-10-18)[2022-04-20].
http://www.gov.cn/zhuanti/2017-10/18/content_5232653.htm

越来越少，互动匮乏，相互之间感受不到邻里交往的温暖。而在未来乡村中，这样和谐互助的生活场景将得以回归，未来乡村的邻里场景建设将以此为目标，促进居民邻里关系密切化，打造新时代的邻里文化，构建健康向上的乡村新风貌。

2. 邻里共建共治共享，凝聚新型邻里文化场景

党的十九大报告提出："打造共建共治共享的社会治理格局。"未来乡村是每个居民赖以生存的共同家园，作为未来乡村的一分子，在构建未来乡村场景的过程中每位居民都应该担负起共同建设、共同治理的责任，并相应获得共同享受的权利。共建是未来乡村居民同心协力、实现未来邻里期望的建设过程，共治是未来乡村居民沟通协商、维护未来邻里日常秩序的治理过程，共享是未来乡村居民守望相助、感受未来邻里温馨氛围的分享过程。在共建共治共享的过程中，邻里之间的关系逐渐和谐，人与人之间的联系也愈发紧密。每一位居民都能够获得对自我的认同感、对家庭的归属感、对邻里的荣辱感。新型的邻里文化场景由此凝聚而成。

在未来乡村邻里文化场景的硬件建设上，课题组认为要为未来乡村居民提供全面、开放、和谐、共享的公共空间和齐全完善的公共设施，满足未来乡村居民日常交流的需求，为未来乡村居民营造出温馨舒适、自得其乐的邻里氛围。如未来乡村可设立公共厨房，居民可以在此分享自家美食，周末空闲的时候还能举办厨艺比拼比赛、"百家宴"等活动。公共厨房也可以为村中的独居老人、残障困难人士提供爱心餐点，让居民真正感受到邻里共享的温情。还可以设立文化活动中心、乡村大礼堂、乡村振兴讲堂等方便居民日常交流的场所，促进社区居民邻里互动。再比如开辟共享游乐园、共享书吧等，并定期举办亲子类、文化类的团体活动，丰富未来乡村居民的日常生活，增进邻里之间的情感交流。

3. 创建特色文化场景，注入邻里文化崭新活力

每个乡村都有其独具特色的乡村文化，未来乡村文化场景的建设要想

有所新意，就必须去尝试挖掘本村的优秀特色文化资源，并创造性地转化发展，激活其在新时代的生命力，以此创建特色文化场景。

现在乡村传统文化无人传承的现象已经屡见不鲜，如何让这些优秀的传统文化持续传承下去，在新时代焕发出新的活力，成为当前乡村文化建设面临的重要问题。传统文化的实体表现形式，如古建筑，也成为如今抢救与保护的重点。古建筑蕴含着深厚的文化价值与研究价值，但如今因为年久失修，不符合当代人审美、居住习惯等面临着消逝的风险。未来乡村在挖掘整理本村优秀的传统文化时，要注重对民间文化、非物质文化遗产的抢救与保护。并在抢救保护的基础上，利用好这些文化资源，创建特色文化场景，培育特色文化品牌。

创建出具有自身乡村特色的文化场景后，未来乡村的特色文化可以以此为纽带融入邻里场景，为邻里文化注入崭新活力。如在未来乡村公园中建造文化墙、文化雕塑等建筑，举办具有未来乡村特色的文化节、宣讲会、文化建设周等活动，以未来乡村居民喜闻乐见的方式让古老的优秀传统文化重回大众视野。同时，活化之后的优秀传统文化蕴含着新时代的价值观、伦理观和善恶观，对未来乡村居民健康观念的形成有着引导融合作用。未来乡村的居民是由各个年龄层和各不相同的群体构成的，他们之间必然存在着思想文化的差异。但在未来乡村特色文化的带动下，他们得以相互包容、相互融合，最后实现费孝通先生所说的"美美与共，天下大同"（《美美与共和人类文明》）。这样的邻里文化多元、包容，且极具凝聚力，是未来乡村文化场景与邻里场景的建设目标所在。

（三）"健康场景"+"数字场景"+"服务场景"

1. 数字服务相辅相成，合力铸就健康乡村生活

2021年2月18日，浙江省发布《浙江省数字化改革总体方案》，由此拉开了浙江省数字化改革的大幕。未来乡村提出的数字场景是数字化改革在乡村的实践，体现了新时代背景下乡村发展的数字化要求。未来数字场

景强调用数字化技术、数字化思维、数字化认知融入未来乡村的党建、经济、政治、文化、社会和生态文明建设的各个方面，强调数字赋能，推进整体智治。未来乡村的服务场景要求完善乡村公共服务配套设施，为未来乡村居民提供24小时的全天候生活服务，满足居民学习、居住、就诊、康养等各个年龄段的多样需求，旨在解决原有乡村所存在的教育力量薄弱、医疗水平低下、基础设施欠缺等问题。可以说，未来乡村的数字场景与服务场景都是以未来乡村居民的日常健康生活为出发点建设的。相较之下，数字场景更多的是实现手段，服务场景则是最终体现的结果，但两者都旨在为未来乡村居民铸就健康的乡村生活。

2. 数字技术融合健康，创新推动数字健康改革

2019年10月，世界卫生组织在《数字健康全球战略（2020—2024）》（草案）中提出数字健康这一概念。数字健康是以数字技术赋能医疗健康，将物联网、人工智能、大数据、云计算、区块链等数字技术应用于健康管理方面。未来乡村亦可通过数字场景与健康场景的融合建设，开展未来乡村数字健康改革。

第一，建立未来乡村居民数字健康管理平台。未来乡村开发数字健康管理系统和物联网智慧监测终端，以此建立未来乡村居民电子健康档案，对未来乡村居民的健康提供数字化管理。通过这一平台，未来乡村的每个家庭都能够获得健康监测、健康评估、健康普及等服务。平台提供健康自助监测功能，在未来乡村居民原有电子健康档案的基础上，对患者的后续诊疗提供帮助、建议与智能随访服务。同时，平台利用大数据、云计算等技术，结合患者就诊情况和公共卫生数据进行综合分析，为未来乡村居民提供健康指数评估；同时为未来乡村居民提供年度健康评估报告，针对居民健康需求开展个性化健康指导服务。平台还会在线上定期开展健康宣讲服务，为未来乡村居民普及健康知识，让他们养成健康生活习惯。在疫情期间，可通过数字健康管理平台，对未来乡村居民的行程信息与健康状态进行综合分析，及时排查未来乡村潜在新冠肺炎疫情风险。

第二，依托互联网技术开展远程医疗。相较于传统医疗，远程医疗的最大优势在于可实现医疗资源在时间和空间上的均衡配置，旨在为未来乡村的居民提供便捷、优质的医疗服务。如发展"互联网+家庭医生"服务，为未来乡村的每个家庭配备一名家庭医生，未来乡村居民可通过手机端或电脑端享受居家医疗、健康咨询等服务。并在此基础上，细化服务职能，为孤寡留守老人、留守儿童、残障人士等特殊群体提供一对一精细化服务，为他们解决健康上的难题。此外，建立云药房，为居民提供药品配送服务；在医保结算上，提供医保零星报销服务，真正实现医疗服务数字一体化。

3. 数字场景切中要点，驱动升级乡村服务场景

数字场景因其全面性、智能性的特征，不仅能与健康场景相融合，促进未来乡村数字健康改革，而且在服务场景中也能够大放异彩。未来乡村服务场景，涵盖了许多方面，除了前文中提到的健康服务，还涉及教育服务、社会保障服务等。为驱动升级未来乡村服务场景，可以从这些细化的服务项目入手，切中要点，有的放矢。

在教育服务场景中，推进教育信息化。完善未来乡村学校互联网基础设施，推动学校宽带网络全覆盖。将信息技术手段有效应用于学校日常的教学与管理中，实现教学手段科技化、教育传播信息化、教学方式现代化的目标。发展在线教育和远程教育，让城市优质教育资源与未来乡村中小学对接落地，推动优质教育资源向未来乡村覆盖。同时建立劳动教育研学基地，依托农业种植物联网技术，设立农业种植数字化平台。在平台上可实时获得研学基地土壤酸碱度、空气湿度等种植数据，并能全天候监视农作物生长情况。

在社会保障服务层面，针对老年群体构建未来乡村数字康养场景。为老年人设计界面简单、操作方便、支持语音操控的专属智慧应用，通过云服务的方式，提供"云点餐、云购物、云医疗"等服务，满足老年人的基本生活需求。通过"云视频、云直播"服务，老年人可以与许久未见的子

女视频通话，观看感兴趣的节目，满足精神需求。同时为老年人建立数字运动广场，科学地引导老年人健康运动，达成有效锻炼的目标。针对弱势群体创建未来乡村数字帮扶场景，建立乡村弱势群体信息管理系统。为每位帮扶对象配备一对一的帮扶人员，帮扶对象与帮扶人员可通过这一系统进行实时交流。在此基础上，系统会在每个季度评估帮扶对象的幸福指数，并调整相应的帮扶方式，确保帮扶工作有效开展。

六、面向老年人群的健康场景

随着中国城镇化的发展，子女因为生活的需要、工作的需要或者理念的差距，无法跟父母生活在一起已成为常态，未来乡村会有更多的空巢老人现象出现。而在农村闲暇之时，许多老人白天打牌、闲聊，晚上看电视，选择体育活动的较少。所以在建设面向老年人群的健康场景时，需要深入了解老年人群的身心特征和审美取向。

（一）老年人的生理特点

1. 神经系统

老年人的大脑组织逐渐出现萎缩，血液循环能力下降，供血减少，动脉发生硬化改变，脑组织弹性下降。神经系统的兴奋、抑制、传导和反应等功能都有所减弱，植物神经系统活动能力下降，导致身体的应激能力下降，即身体对刺激的保护性反应时间延长，反应速度降低。神经对身体的支配能力下降，表现为身体的感知减弱，动作迟缓、无力、不准确、不灵活、不协调。

2. 呼吸系统

随着年龄的增加，呼吸道的黏膜及肺泡壁的结构开始萎缩，机能下降，呼吸道黏膜纤毛上皮脱落，纤毛运动减弱。肺泡壁变薄，弹性降低，毛细血管数目减少，肺腺细胞分泌活动减弱，表面活性物质分泌减少，痰液减少并且黏稠。胸廓发生形变，形变情况与体位习惯有很大关系，长期坐位习惯的人易变为扁平胸。胸廓肋间肌萎缩，收缩力下降，胸廓容积变小，活动幅度变小，肺活量减少，残气量增加，肺通气量减少，呼吸道抗病能力和应激能力下降。发生呼吸系统疾病或遇到过大的生理刺激时，容易出现呼吸功能衰竭。

3. 骨骼肌肉

人的骨头有两种形态，即密质骨和松质骨，骨的表面为密质骨，骨的内部为松质骨。松质骨由许多骨小梁排列而成。成年后随着年龄增大，密质骨逐渐变薄，松质骨的骨小梁逐渐变细，数量减少，这在医学上称为老年性骨质疏松症。骨质疏松使骨头的结构变得脆弱，承受外力的能力差。所以，老年人容易发生骨折。

中老年人还容易发生骨质增生，也就是通常所说的长"骨刺"。据统计，40岁以上的人，半数以上长有骨刺；到了60岁以后，几乎所有的人或多或少地都长有骨刺。但大多数人没有明显的症状，大约有20%的人会感到关节疼痛，活动不灵便。

随着年龄的增大，关节也会衰老退化，可引起不同程度的关节疼痛，医学上称为肥大性关节炎，又称增生性关节炎。这是中老年人最常见的关节疾病，常发生在负重量和活动量较大的关节，如膝、髋、脊椎与手指关节等处。这种关节炎，开始时常常是一个关节有轻微的疼痛、发僵与疲劳感，活动后发僵现象好转；关节活动时常能听到关节内有咯咯的响声，休息或进行热敷治疗后疼痛可得到缓解；遇潮湿、寒冷天气或劳累后则加重。

（二）老年友好型运动设施配置

1. 健步道

健步道是为群众健步走活动提供的专门的运动健身步道，其与环境相融，是近年来在全民健身建设浪潮中，深受群众喜爱的健身配套系统。社区中常见的健步道有两种。

（1）亲子步道——轻松、休闲的家庭和谐游憩乐园

这类步道邻近城市，丛林、花木、草坪等植被覆盖率高，观赏及娱乐性强。步道难度级别低，安全性极高。自然景观优美、舒适宜人，富有趣味性，既考虑孩子的兴趣，同时兼顾成人的喜好，也增加了亲子交流机会，有利于促进家庭内部的和谐。

（2）自然科教步道——寓教于乐、寓教于行的科普基地

这类步道自然环境优美，植被良好，动植物品种丰富，适合开展自然知识的科普教育。步道系统设计以"弘扬科学精神、普及科学知识、传播科学思想和方法"为指导思想，以"师法自然"为宗旨，结合动植物环境来设计不同的区域。

2. 老年适宜型球类场地

基于老年人的生理特点，未来乡村可配置门球、木球、地掷球等场地。

3. 老年适宜型室外健身器材

因为户外健身器材简单易用，不需要专业教练指导，是每个老年人闲暇之余锻炼休闲的理想选择。于是越来越多的公园或者小区选择安装健身器材，有健身器材的地方也往往成了老年人的聚集地。多种多样的健身器材为老年人提供丰富的运动方式。

（1）太空漫步机

锻炼者双手握住器械横杆，双脚分别踩在两个踏板上，身体保持自然站立姿势，膝关节伸直，以髋关节为轴心进行前后摆动。两腿迈至一定角度（约45度）时，顺势自然下行，至垂直线时两腿交换方向。如此周而复始，两腿以自然协调的姿态交叉迈步。

（2）上肢牵引器

锻炼者站在牵引器下方，两臂上举，两手分别抓握牵引器上的手柄。一手用力将牵引绳下拉，利用滑轮改变力的方向；另一只手随之向上牵引，直至被牵引的上臂伸直为止，且目视被牵引的手。

（3）跑步机

锻炼者双手轻握器械上方的扶手，手随着脚依次向前进行蹬踩运动。等手脚的运动达到比较协调的程度后，再逐渐增加手的推力和拉力。注意身体要保持正直。运动时避免只有腿用力，而胳膊仅仅在腿的带动下起稳定作用，或干脆不扶扶手。

（4）健骑机

健身者跨骑在座位上，双手握紧手柄，双脚置于脚蹬上，身体挺直。双手拉直手柄，同时双脚向前伸至蹬直，使身体呈一条直线。然后向前推动手柄，身体向后坐，恢复至准备姿势。

（5）太极推手器

练习者在距器械半臂远的位置，双脚自然开立与肩同宽，双脚和腰部呈放松状态。左右手分别按于左右圆盘之上，注意左右位置要对称，以保持身体的平衡。可采用左右手同向或者对向转动圆盘，切忌用力过猛。若圆盘脱手，圆盘高速旋转会对手部造成伤害。

（三）老年友好型运动锻炼项目＋注意事项

1. 健步道运动

散步是指闲散、从容地行走。俗话说"饭后百步走，活到九十九"，散步是一种传统的健身方式。《黄帝内经》记载："夜卧早起，广步于庭"，建议人们在早晨起床后多到室外走走，放松放松。唐代大医家孙思邈亦提倡"行三里二里，及三百二百步为佳""令人能饮食无百病"。散步作为一种全身性的运动，可将全身大部分肌肉骨骼动员起来，从而使人体的代谢活动增强、肌肉发达、血流通畅。同时缓和人的消沉、忧虑等情绪，释放生活、工作上的压力。散步时有以下几种方式：

（1）快速散步法

快速散步法要求散步者每小时走5000米左右，在散步的同时自然摆动双臂。步行时间根据个人身体状况调整，每周进行2~3次，可以达到较好的锻炼效果。建议身体情况较好的老人采用。

（2）倒退散步法

倒退散步法改变了人体步行的习惯，可以锻炼人体的平衡。同时倒走散步时人体重心后移，可以锻炼到腰椎、膝关节、踝关节周围的肌肉及韧带，促进血液循环，防治腰腿痛。也可以尝试将向前走与后退走交替进行。不过倒走散步的时间不能太长，练习的时间一般在5分钟左右。

（3）拍打散步法

拍打散步法需要锻炼者在散步时用手掌拍打肩、腹、腰、腿等各个身体部位，疏通经络，促进血液循环，这种散步方法可以起到舒缓疲劳、放松身心的作用。

（4）摆臂散步法

建议老人散步时可以选择"钟摆式"摆臂，正确方式为：肩部放松，两臂各弯曲约成90度，两手半握拳，自然摆动，前摆时稍向内，后摆时稍向外。摆动的幅度不要太大，用力不要过猛。散步速度以每分钟60~90步为宜，每天不超过半小时。坚持一段时间，肩周炎、肺气肿等慢性病就会有所改善。

（5）摩腹散步法

在步行时两手旋转按摩腹部，每分钟走30~60步，每走一到两步按摩一周，顺时针和逆时针交替进行，至腹部感到发热温暖。按摩要持之以恒，每天2~3次，每次3~5分钟。这种方法可以促进肠胃血液循环，帮助人体消化代谢。

散步方法多种多样，散步时需要注意以下事项。

散步开始时应简单地活动一下肢体，调匀呼吸，然后再从容展步。《养生随笔》记载："欲步先起立，振衣定息，以立功诸法，徐徐行一度，然后从容展步，则精神足力，倍加爽健。"身体拘束而紧张，筋骨不能够松弛，会导致动作不协调，肌肉、关节也不会得到轻松的运动。可见，全身放松是增加散步锻炼效果的重要步骤。

不要背着手走路。部分老人习惯于背着手走路，实际上背着手走路不能让身体各部位得到充分活动，也不利于放松身体，因而达不到更好的运动效果。另外，背着手走路会影响身体的平衡，如果在路上遇上有石头的坑洼路面，背手走路不能快速调整身体平衡，很容易跌倒。因此，保持正确的姿势非常重要：抬头、挺胸、摆臂，有利于舒展四肢和保持平衡。

体胖老人的散步节奏不宜快，频率和速度要放慢一些，散步时长控制在1个小时左右，每天保证散两次步，通过延长距离来达到散步的总消耗量。还可以根据身体能力，快慢结合地走，先用脚跟着地慢走4分钟，每秒走2步，然后踮着脚快走5分钟，这样重复多次，有疲惫感后可换成常速行走。

高血压患者别在早上散步。早晨人的血压最高，不宜在此时外出散步。而傍晚时分血压相对稳定，晚饭后休息半小时再散步比较适合。散步时，保持头正、目平、躯干自然伸直，这种姿势有利于气血运行。步行时身体重心前移，呼气时稍用力，吸气时要自然。散步速度最好保持中速，不要走太快，否则容易导致血压升高。

糖尿病患者不可以空腹散步。早晨空腹散步非常容易造成低血糖，患糖尿病的老人散步前要保证能量摄入充足，宜在饭后半小时散步。散步速度需保持匀速，散步时间和次数也要根据身体状况做适当调整，只要稍微出点汗，呼吸顺畅，就能达到不错的效果。

2. 太极拳运动

太极拳作为一种极富中国传统文化色彩的拳系，注重意、气、形、神的结合，满足了人们身心健康发展的需求，对提升人与自然、人与社会的融洽与和谐有着重要的促进作用。老年人练习太极拳时，要注意以下几点：

要注意挑选练拳环境。春、夏、秋季节最好在庭院、走廊、公园、树林、河边、空场等空气清新和安静的场所进行,冬季寒冷最好在室内场馆进行。避免在空调密闭的环境中练功,不宜在煤烟弥漫、空气污浊的庭院里进行健身锻炼,健身环境要保持空气清新。在户外习练太极拳时,要避免在过堂风、大风、雾雨中进行。

初练太极拳者可配合练习太极桩功的浑圆桩。站桩时做到立身中正,自然呼吸,松肩、坠肘、含胸、塌腰、松胯,双臂平抬至胸部,双臂打开与肩同宽,两掌心相对,五指相对,呈抱球式。两腿平开与肩同宽,膝盖微微弯曲,两脚趾微微抓地。站此桩可协调自身呼吸去除僵劲,锻炼毅力,静心神养元气。

太极拳和其他武术锻炼一样,讲究冬练三九、夏练三伏,但是要因人而异,不能强求。老年人每次锻炼时间不要超过30分钟。练习时要根据个人体质,量力而行。开始练时可先分段练,渐渐熟练后尝试打完整套拳路。当身体不适时,应酌情暂停。

练拳时尽可能做到柔、缓、松、轻。老年人因为身体素质有所下降,练拳时更要做到身体保持舒松自然,动作如行云流水,轻柔匀缓。同时,平心静气,呼吸自然,即练拳要求思想安静集中,专心引导动作,呼吸深匀自然,不可勉强憋气,避免造成心跳气促的现象。

3. 老年适宜型球类运动

由于木球、门球、地掷球运动,运动量适中、节奏舒缓、无身体对抗,适宜老年人参加。在运动过程中要注意以下几点。

运动循序渐进。进行球类运动的动作要由易到难、由简到繁、由慢到快,时间要逐渐增加。每次运动时要注意由静到动、由动到静、动静结合。运动之后若达到心胸舒畅、精神愉快、轻度疲劳、食欲及睡眠较好、脉搏稳定、血压正常,说明运动量达宜,身体状况良好,可继续运动。如果运动后出现头痛、胸闷、心跳不适、食欲不振、睡眠不佳及明显的疲劳、厌练现象,说明运动量过大,应及时调整或暂时停止一段时间。

运动以练为主。在身体情况允许下，可进行表演赛，但运动负荷不能过大，并要有全面的医务监督。绝不可不顾老年生理、心理特点，争强好胜，轻率拼搏。拼搏会引起老年人情绪上的过分激动、心理上的过度紧张，让血液循环和呼吸加速，极易诱发危险，导致事故。

运动要持之以恒。球类运动要坚持不懈才能奏效，如果三天打鱼、两天晒网，间断进行，各器官系统得不到连续的刺激，则效果不好。要有持之以恒的精神，从参与中养成锻炼的习惯并产生兴趣，获得发自内心的快乐。

4. 抖空竹运动

抖空竹是要靠四肢巧妙配合完成的运动项目。当双手握杆抖动空竹做各种花样技巧时，上肢的肩关节、肘关节、腕关节，下肢的髋关节、膝关节、踝关节，以及颈椎、腰椎都在不同程度地运动着。要想学好抖空竹，就要熟悉身法。人体分为上、中、下三盘：上盘包括头、颈；中盘包括肩、胸、腹，即躯干；下盘是指从胯到脚的部位。在身法的上、中、下三盘中，包含以下7项要求。

提顶。即保持头部的端正。因为人体神经中枢位于大脑，身体的一切行动都是通过大脑指挥的，所以头顶就像"定盘星"，无论身形步法怎样变化，"定盘星"不能动，否则身体就会失去平衡。提顶要眼睛平视前方，不可低头或摇头。提顶必须有始有终。

松肩坠肘。松肩的作用是把全身的力量传到手上。如果不能松肩，肩关节就是僵滞的，若手加大力度，手臂就会有发飘的感觉。松肩时不可多想肩关节，否则肩部容易变僵。松肩的方法很简单，开始练习时，将肱骨头向肩胛骨靠拢一些，然后向外拉开。熟练以后，肩部自然就会松开。肩松气到肘，肘沉气到手，抖起空竹就会精神十足，动作也就流畅自如，刚柔相济。坠肘又称沉肘，坠肘与松肩有着密切的关系。

含胸拔背。含胸即空胸之意，带有含苞欲放之意。胸部会影响四肢动作，如果挺胸则难以出腿，而含胸时腿就轻便了。含胸的目的是便于跳跃，如平盘侧跳、天鹅跳等跳绳动作就要求含胸，否则容易踩绊线绳。含胸时不能将两肩向前合，那样会把身体练成"罗锅形"或者驼背，从而压迫心脏。拔背也要求身弓，但不可用力过大，否则身体容易摇晃。

收腹塌腰。收腹时两眼平视，胸脯向内微微收合，有内含之感，但不可用力，切忌胸部外挺，否则容易使身体上重下轻，腿脚上浮，致使身体失衡。收腹时必须塌腰，但不可弓腰。抖空竹由腰的运动带动四肢的运动。塌腰，是将脊椎向上轻提，背部内拔收起，这样学起来就容易多了。

松腰养气。抖空竹较大的特点是转腰，做抖、拉、盘等动作时都需要转腰。腰部是人体气力之源，腰紧则束气，腰松则养气。松腰的方法就是收肚脐，肚脐往里一收，腰部肌肉就松开了，腰也就灵活了。

收臀抽胯。收臀也叫敛臀，要使臀部跟脊柱呈一条直线。抖空竹时，要求重心降低，底盘稳重。换步时要注意胯的动作，胯的动作好了，骨盆就能托起脊柱来，保持身体的正直。抽胯还可以补松腰的不足，增强腿部力量，还有益于心、肝、脾、胃、肾等内脏器官，既可健身又可抖技。

裹裆收气。裹裆的方法是肚脐内收，使腰、臀部肌肉放松，继续内收，则好似用布从后往下再往前一兜，把骨盆包裹起来，一直兜至小腹为止。松腰、收臀、裹裆、包腹，有连带关系，但不可用力过猛，否则容易收缩肛门括约肌，难以释放中气。

抖空竹的运动刚柔相济，身法随空竹的变化而变化。身法的变化又与步法的变化密切相关。

（四）老年友好型运动团队 + 体育文化

1. 广场舞团，和谐邻里文化

随着时代的发展、社会的进步，人民群众的生活水平不断提高，越来越多的人开始追求健康强壮的身体、积极阳光的心理。人们纷纷来到公园、广场等地，跟着富有节奏感的音乐跳起广场舞。简单、活泼的广场舞运动慢慢变成了一种新潮的生活方式，并衍生出中国特有的广场舞文化。

活力十足、形式丰富的农村广场舞，不仅丰富了人们的文化生活，还缓解了村民在非农忙时节百无聊赖的现象。同时，通过广场舞把不同职业、不同年龄的群体聚集到了一起，许多牌友、酒友变成了舞友，在舞蹈健身、音乐健心、运动健美的方式下，共同体验积极锻炼的生活。这在很大程度上减少了聚众赌博、打架斗殴等不良行为的发生，利于促进和谐邻里关系的发展，形成社会文明风气。

和谐社区建设的主体就是社区成员，如果没有广大群众的参与，和谐社区的建设就没有了意义。如今中国已经进入老年社会，许多家庭都是老人与儿女分住，老人生活单调、孤寂，于是渴望融入人群。广场舞是一种大型的舞蹈项目，参与者人数众多。在广场舞的练习过程中，舞蹈的切磋与表演、舞蹈动作的练习与配合等，促进人们的交往、交流，优化社会风气，活跃群众文化活动。在全民健身的浪潮下，广场舞的兴起和发展，不仅能够促进人们的身体康健，同时还能够为和谐社会、文明社会助力。

2. 太极拳团，中式哲学文化

纵观中国的各大拳系，太极拳在文化方面一直有着显著优势。首先，关于太极拳的著作、研究成果较多，而且理论水平高。其次，太极拳融合了养生健体的元素，适合各个年龄群体，因此其成为时下中国发展最快、影响最广的拳系。太极拳吸收了中国传统文化的精粹，融合了历史潮流的风骨。它给练习者创造了别样的文化氛围，提供了潜移默化的文化熏陶，顺其自然地起到了教化的作用，促进练习者从中汲取丰富的道德营养和道德力量。

从表面上看，太极拳在技击原则上，重在防御，以守为攻，以退为进，即所谓"不敢为主而为客，不敢进寸而退尺"。擅长太极拳的练习者通常不会主动发起进攻，而是重视防御。待到对方进攻时，一搭上手，就马上缠住不放，沿着对方击打的方向，用弧形动作抵住对方的拳力，借力打力，起到"四两拨千斤"的作用。太极拳通过运用离心力原理，将腰脊视作中轴，其他一切动作都是内圈，但是一直将对手放在外圈。因此即使内圈的动作放慢，仍然比外圈快，让对手失去重心。

太极拳的哲学化和思辨化体现在把儒学"中庸之道"的处世方法与道家"道法自然"的辩证思想巧妙结合，因此，其超越了一般意义上的武术，而成为一种修身、养性、尽性、知天的哲学智慧。太极拳练习属于有氧运动，运动强度低，非常适宜老年人练习。通过练习太极拳，老年人群可以感受到中国传统文化的内涵，以及为人处世的态度，因此，太极拳是一个蕴含着深刻哲理、饱含智慧的运动项目。

七、面向青壮年人群的健康场景

生命在于运动，运动在日常生活中似乎随处可见，但是对于处于人生黄金年龄的青壮年人群来说，比起运动、健身等，过重的学习、工作负担和心理压力、紊乱的作息规律似乎离他们的日常生活要近得多。因此，建设适合青壮年的运动设施，营造健身氛围尤为重要。

（一）青壮年人群的生理特点

1. 骨骼和肌肉

成年人的骨骼发育已成熟，关节面软骨保持恒定状态，而且一旦损坏很难自行修复。骨质中的有机质和无机质含量的比例为 3：7，骨质坚固，而且弹性、韧性较好，不易骨折，肌肉对压力及拉力的承受能力强。

2. 心血管系统

成年人的心脏及血管系统的组织结构已发育成熟，心肌纤维的形态及工作能力完全达到为身体输送血液的需要，并且有很大的能量储备和应激能力，心脏的形态通过运动锻炼可以发生可塑性变化。

3. 呼吸系统

成年人的肺脏及气管系统发育成熟，肺脏容积和肺泡数量已经恒定，参与呼吸过程的肺泡数量与不参与呼吸过程的休眠肺泡数量之间的比例具有可变性。运动可以使处于休眠状态的肺泡群苏醒，参加呼吸过程，从而提高肺活量。

4. 神经系统

成年人神经系统的发育完全成熟，神经细胞的新陈代谢处于平衡状态。大脑皮层兴奋过程及各神经中枢之间的信号联系处于最高水平，能适应人体的各种复杂活动。神经细胞的功能处于强势状态。

5. 生理代谢

代谢率趋于平稳，较青少年新陈代谢率减慢，组织器官的能量贮备能力较强，运动锻炼可以促进能量贮备及组织细胞新陈代谢率的提高。

（二）青壮年适用型运动设施配置

1. 青壮年适用型球类场地

基于青壮年生理特点，未来乡村可配置笼式足球、篮球、排球、羽毛球场地、乒乓球台等运动场地。

2. 青壮年适用型室外健身器材

具体可分为以下几类。

力量型器械。在室外健身器材中，力量型器械里有很多种，比如单杠、双杠、云梯、双人手臂支撑、腹肌板、推举训练器等等，这些器材几乎可以与健身房里的器材媲美。

弹跳性器械。弹跳性的健身器材采用助跑或者原地跳跃的方式，其最大的目的是帮助保持腿部的弹跳能力，让腿部更有力量。其中包括摸高器、连环跳等等。

（三）青壮年适用型运动锻炼项目 + 注意事项

1. 球类运动锻炼项目

青壮年人群正值人生黄金年龄，精力旺盛，适宜进行运动负荷较大的球类运动，比如篮球、足球、羽毛球、排球等。但球类运动中存在对抗性强烈的项目，有潜在运动创伤的危险，需要注意以下事项：

第一，热身运动至关重要。热身运动讲究顺序，需要从强度低且缓慢的动作开始，慢慢过渡至强度高、速度快的动作。整个热身运动所需时间，一般为 20 分钟左右，可分为以下五步。第一步是预先准备，指依照个人状况进行热身，对疲劳感强的部位周边进行动态伸展，或者依照接下来要练习的内容要求，进行轻量运动，持续 5~10 分钟。第二步是慢跑，指在做完带有膝关节活动的伸展运动后，进行慢跑。从缓慢的速度开始，慢慢提升速度，跑到稍微出汗的程度。慢跑建议在室外进行，持续 3~10 分钟。第三步是步法练习，慢跑结束后不要马上休息，以走路等方式一边移动脚步，一边进行 5~8 种的轻量步法训练。可针对不同锻炼项目，加入预防伤害的动作，改善主要关节周边的动态柔韧度，持续 3~10 分钟。第四步是伸展运动，体温和肌肉温度上升后，便可以进行以改善各关节的动态柔韧度为目的的伸展运动。在热身中，主要采用动态的伸展，最好也在训练之间穿插静态的伸展，持续 3~10 分钟。第五步是专门性热身，指进行与各项运动中的必要动作或体力要素有关的运动。球类运动中，依靠特有的步法和位置来展现实际的动作，或是借助所用器材（例如球）来进行，持续 5~10 分钟。例如乒乓球运动前可以做慢跑、徒手操等专门性训练，活动关节、韧带和肌肉，适应运动要求；羽毛球运动前需要轻轻地进行几分钟的挥拍练习，并逐渐增加挥拍的力量，活动运动所需肌群。

第二，放松运动不可轻视。球类运动结束后应调整呼吸节奏，及时进行整理放松运动。首先，在进行运动量比较大的活动，如打篮球、踢足球等之后，应当走动 5~10 分钟，等心跳趋于缓和后再坐下来休息。其次，调整呼吸节奏后应进行一些低体能消耗的活动，例如徒手操、步行、放松按摩等。有助于消除肌肉的疲劳，快速恢复体力。同时，球类运动需要身体各部分结构的配合，所以运动后要将全身放松与局部放松相结合。放松运动主要包括：上肢放松运动，两腿左右并立，躯干前倾，双肩双臂反复抖动至发热；下肢放松运动，如进行大腿内、前、后侧和小腿后侧，以及臀部肌肉的拉伸；全身休整运动，如站立后双膝慢慢弯曲，双手体前扶地，充分运用气息，深吸气于胸，屏息慢吐气于腹。最后，放松时要注意合理补充身体水分，可以喝少量的运动饮料或淡盐开水，以多次少饮逐渐补充为宜，切莫一次大量饮水。并且，为避免生理功能、心血管功能失调损伤的情况，在运动结束后不要立即洗澡、进食、骤降体温。

第三，掌握合理的球类运动技术。运动人群应注重球类运动的基本功训练，掌握扎实的基本功才能够保证动作的正确性和科学性。如果动作不规范，很容易出现身体损伤，例如，羽毛球运动最常见的损伤"羽毛球肘"。另外，很多动作是非常危险的，对于技术掌握的要求较高，训练不当很容易使身体损伤。

第四，重视意外损伤紧急处理，具备相关的知识与技能。在对抗性较强的球类运动中，时常会发生碰撞等紧急情况，造成脚踝扭伤等。一旦出现此类情况，应立即停止活动做紧急处理。

2. 登山运动

登山运动主要以攀登为主，需要注意以下事项：

第一，做好保护措施和充足准备。爬山前，充分的准备很有必要。登山者必须关注天气状况，选择合适的天气进行运动，并详细了解所要攀登的对象，事先规划登山路线，计划好休息和进餐的地点，做好登山攻略。登山者也需要穿着合适的登山鞋和服装，以便登山运动的顺利进行。同时，登山者不仅需要准备一些防护用品，例如护膝、创可贴等，防止登山过程中不慎滑倒摔伤膝盖、胳膊和头等部位，而且要携带饮用水和饼干等食品，以便在口渴和饥饿时补充水分和体力。

第二，登山应注意科学适量和安全合理。登山途中如果出现气喘、缺氧等症状，应量力而行，不要勉强前进，可以在原地休息片刻，做10~15次深呼吸，直到呼吸恢复平缓后，再慢速前进。下山时要放松，一定要控制住自己的脚步，切不可冲得太快。登山者可以上身微微后倾，凸腹屈膝，重心稍向后移，缓慢、步幅小而稳妥地移动，等前脚站稳了再把重心移过去。同时，注意放松膝盖部位的肌肉，绷得太紧会对腿部关节产生较大的压力，使肌肉疲劳。特别需要注意的是，爬山过程中切勿东张西望、交头接耳，要时刻注意脚下和周边的山况，以免造成不必要的伤害。

第三，登山要注意科学补充水分、能量。登山运动时间较长、体能消耗较多。登山前要补充水分，这样可以有效防止运动心率过快，还可以提高机体的热调节能力。登山过程中可以少量饮水或食用水果等。登山后可少量饮水，休息一段时间后可增大饮水量。

3. 骑行运动

单人骑行时，为保证人身安全，骑行者应尽量不夜骑，选择易于通行、熟悉度较高的道路，避免选择偏僻路径，并保证电话等通信方式的畅通。

团队骑行时，必须设有领队。领队在出发前清点人数，公布本次骑行的目的地、线路、时间、注意事项等相关事宜，并由领队控制休息、用餐、临时事项处理等公众事宜。同时，团队领骑员不仅要控制整个团队的骑行速度、跟骑情况，还要根据道路情况及时发出规定信号，后面队员依次传递，直至队尾。如果队员因事离开团队，须向领队报告，并征得同意。骑行过程中遇平路、上坡时，可采用单列或双列队形，单列前后车距2~5米，双列前后车距3~5米。骑行过程中遇较长上坡时，可自由骑行，速度由骑行者自行掌握，到达坡顶后再由领队视情况集结队伍。遇下坡时，必须采用单列队形，前后车距10~30米，由领骑员控制骑行速度。此外，骑行中需超车时，应先向前面队友发出超车信号，前面队员应主动避让，超车队员应加速超越，超车完毕后归入队列。

骑行运动需注意以下事项：

第一，骑行锻炼要注意保持正确的骑车姿势。依据身体构造和骑行习惯，调整好自行车的鞍座和把手的高度非常重要，合适的高度可以避免身体损伤。虽然，双腿向外撇、摇头晃脑、点头哈腰等是我们日常生活中最常见的骑车姿势，但并不正确。正确的姿势应该是身体稍向前倾，两臂伸直，腹部收紧，采用腹式呼吸方法，双腿和车的横梁平行或稍向内扣，膝、髋关节保持协调。

第二，踩踏脚板时用力要均匀。蹬踏的姿势也很重要。正确的蹬踏应该分为踩、拉、提、推4个连贯动作。正确姿势应该是脚掌先向下踩，小腿再向后收缩回拉，再向上提，最后往前推，这样正好是蹬踏360度一圈。正确的踩踏位置和用力均匀不仅使骑行运动蹬踏有节奏，还能提高骑行速度。

第三，水平安装坐垫，减少身体磨损。由于每个人腿长不同，车座所需的高度也有所不同，需要根据个体特征进行安装调试。所以，可以水平安装坐垫或者将坐垫的鼻端稍稍向下调整一点，以减轻对胯下部位的磨损，促进骑行中的血液循环。

4. 瑜伽运动

瑜伽运动包括哈他瑜伽、艾扬格瑜伽和普拉提这3种运动方式，主要通过控制身体和呼吸，改变人体肌肉功能，从而改善机体功能，调整个人状态。瑜伽运动需要注意以下事项：

第一，练瑜伽之前最好保持空腹。因为瑜伽运动是以人体的脊椎为中心而进行的前后伸展运动，过重的胃部负担有可能会引起恶心、呕吐等不适现象，所以在进行瑜伽运动之前最好保持空腹。

第二，瑜伽运动需适度、循序渐进。在做各种瑜伽练习时，一定要在自己身体极限的边缘温和地伸展身体，千万不要用力推拉牵扯。如果在练习的过程中出现体力不支或身体颤抖的情况，必须立即收功休息，不可过度坚持，否则容易导致韧带拉伤或摔倒受伤。同时，练习瑜伽不必强求自己的动作一定要和老师保持一致，应根据自己的身体机能循序渐进，在运动的过程中保持平稳的呼吸和平和的心态。

第三，瑜伽运动应注意休息调整，不可急于进食、洗浴。在瑜伽运动的过程中，人体消化器官得到充分的按摩，需要给予一定的时间休息和调整，因此最好在运动 0.5~1 小时以后再进食，从而最大限度地保护和提升器官技能。同时，瑜伽运动结束后，人的体感非常敏锐，应休息 0.5~1 小时再洗浴，从而避免忽冷忽热的刺激，保证体内能量的有序流动。

（四）青壮年适用型运动团队 + 体育文化

1. 球类队，团结合作文化

球类运动是一种有助于放松身体、舒缓精神的活动。如今随着大家生活物质水平的提高，单一的减压休息方式已经不能满足个体需要了，大家都会倾向于通过参与集体活动来放松自己。那篮球项目作为一个接受程度较高，且容易上手的运动，非常适合社区组办。社区篮球赛的举办，就可以很好地为居民减轻压力。本着友谊第一、比赛第二精神，参赛居民在比赛中放松，在比赛成长。

另外，球类运动也是一项集体运动。集体性就要求参与者要具备较强的集体意识、合作精神和组织协调能力。正是球类运动的集体性，为人与人的正常交往提供良好的机会。从健身活动的角度看，运动群体内的人际关系很少带有功利性。日常生活工作中人与人之间表现出的知识、能力、地位的差异，在运动过程中往往是可以忽略不计的。这就可以在一定程度上保证参与者在球类运动过程中具有积极的心理状态，从而促进运动者之间产生认同感。人们在社会大背景下失去或未能得到的良好的人际关系，可以在健身运动的群体中找到。在球类运动集体力量潜移默化的影响下，每个社区成员就有了大家庭的概念，在比赛后他们会更加亲密，团结一致。

2. 登山队，超越自我文化

户外登山运动具有观赏性、趣味性、自由性，因此吸引了许多户外运动爱好者。同时随着人们对户外登山运动的认识越来越科学、参与度越来越高，我国的户外登山运动蓬勃发展，总体来看呈现出户外登山运动项目多样化、个性化，参与人员全民化的趋势。登山对身体的有利因素是多方面的，它既是有氧运动，又有力量练习的成分，而且运动量、运动强度可以根据自己的体力、身体素质进行调节，是一项健身作用较全面且危险性相对较小的锻炼方式。

登山是一个过程，也是一种文化。从开始攀登的斗志昂扬，到登山中途的咬牙坚持，再到到达顶峰时的踌躇满志，每一次登山都是一次身心的锻炼成长，每一次攀登都可以看作是超越自我的机会。不过登山时，也不能为了登顶而忽视自身的安全。登山爱好者必须保持平和的心态，用欣赏的眼光去对待登山路上自然风光和人文风情。

3. 骑行队，自律坚持文化

骑行，是一种健康又环保的生活方式，同时也能体现一种向上的生活态度。根据中国自行车协会的相关数据，近年来户外骑行已经成为健身、跑步之后的又一大众运动项目。其中北京和上海的骑行人数增长超过200%，目前全国有1亿多人会经常性地骑车或把自行车作为代步工具，自行车运动的人口有近1000万。骑行走进民众的生活，已经不只是作为一种代步方式，更代表着一种文化。

骑行团传递出积极自律的生活态度。居民们可以通过社区这一中间平台，组建骑行团，根据当地的道路地图、骑行人员的身体素质，量身设计多样的骑行路线，周末、节假日即可相约骑行。骑行这一运动充实了人们的业余生活，拓展了社区的交际圈，让人们在运动中发现生活积极的一面。

骑行者在骑行中找到坚持的意义。在骑行的过程中，骑行者可以欣赏沿途的乡村风景，感受当地的人文风貌，更有助于减少压力，愉悦心情。骑行路线中的目的地也给了骑行者前进的动力，让骑行者在途中明确目标，不断坚持。

4. 舞龙队，中华传统文化

舞龙运动是指舞龙者在龙珠的引导下，手持舞龙杆，随鼓乐伴奏，通过人体的运动和姿势的变化完成舞龙的游戏，包括穿、腾、跃、翻、滚、戏、缠，组图造型等动作和套路，充分展示龙的精、气、神、韵等内容的一项传统体育项目。舞龙源自古人对龙的崇拜，每逢喜庆节日，人们都会舞龙。

舞龙运动作为一项民族传统的体育项目，在几千年的发展历程中已逐渐成为凝聚华夏民族精神的一种象征。舞龙可以提高练习者肢体协调能力，深受大家喜爱。另外，舞龙运动作为一种普遍的文化现象，千百年来在华夏民族中代代传承，它与中国传统的节日文化、民俗文化，以及宗教文化等都有着千丝万缕的联系，是中国优秀传统文化的重要组成部分。在当今社会中，舞龙是华夏民族的精神纽带，表现出强大的凝聚力，也反映出一个民族传统文化的先进性。

八、面向少幼人群的
健康场景

2019 年 8 月 10 日，国务院办公厅印发《体育强国建设纲要》，针对体育强国建设提出了完善全民健身公共服务体系、推进全民健身智慧化发展等五个方面的战略内容。

少幼人群是祖国的未来和希望。未来乡村打造健康场景，应充分考虑少幼人群身心特点，依据少幼人群现实需求，设置运动场地及设施，充分调动少幼人群身体锻炼的积极性，让他们从小养成体育锻炼习惯，树立健康理念。这也是实现我国全民健身的重要组成部分。

（一）少幼人群的生理特点

1. 骨骼和肌肉

少幼人群的骨骼处于生长发育阶段，骨化尚未完成，软骨较多，骨质含有机物较多，含无机物较少。骨质的弹性和柔韧性好，不易骨折，但坚固性差，骨骼在过大的外力作用下容易发生弯曲和变形。关节的活动幅度大，灵活性和柔韧性好，牢固性和稳定性差，外力过大容易发生关节脱位。同时，少幼人群肌肉发育尚不完全，肌纤维较细，含水分多，含蛋白质少。肌肉的收缩力和耐力差，伸展性及弹性差，容易疲劳，但恢复比成人快。肌纤维与骨面附着结构牢固性差，外力过大易发生损伤。

2. 心血管系统

少幼人群的心脏发育不完善，心脏体积相对较小，心肌纤维细而短，收缩力较弱。

3. 呼吸系统

少幼人群的肺容积小，肺泡数量及肺泡壁的弹性纤维少，呼吸肌力弱，肺活量和通气量小，呼吸频率快，呼吸深度小。

4. 神经系统

6~13 岁左右儿童的神经系统已基本发育完毕，但功能较低。大脑皮层的兴奋性提高，兴奋过程容易扩散，表现为好动，多余动作多，动作不协调、不准确。学习接受较快，但工作持续时间短，疲劳发生后恢复快。

5. 生理代谢

少幼人群的代谢率快，有氧代谢与无氧代谢之间的过渡时间短。

（二）少幼友爱型运动设施配置

少幼阶段是人的一生中生长发育非常迅速且精力旺盛的时期，此时正是身体运动机能培养和情感发展的关键和有效时期。少幼人群进行科学而适宜的体育活动对培养自己身心全面、和谐发展具有十分重要的意义。基于少幼人群的心理和生理特点，未来乡村应配置以下运动设施。

1. 基础运动设施

基础运动机能锻炼设施指的是针对少儿力量、速度、耐力、柔韧等能力发展的设施。如：单双杆、室外跑步机、攀岩墙等。

2. 娱乐性运动设施

娱乐性锻炼设施指的是满足少幼人群心理上出于对事物的好奇而主动

地通过身体感知外界事物娱乐性质的设施，如戏水池、沙池等。

（三）少幼友爱型运动锻炼 + 注意事项

1. 基础设施锻炼

（1）力量训练

单杠练习方法：单杆练习，主要是为了发展少幼人群的上肢及背阔肌力量。练习应遵循从易至难的步骤。

第一，单杠直臂悬垂，双手掌心向前用略宽于肩的握距正握单杠，双脚离地，两臂自然伸直。每次做悬垂时开始计时（或默数），直至双手不能握紧单杠。记录每次悬垂的时间，每次做6~10组，隔天做为宜。力争间隔一天做的每组时间较上一次有所增加。

第二，低位引体向上，利用较矮的单杆或将双脚放在支撑物上，用双脚减轻体重对手臂的拉力，身体与地面夹角45度左右为宜。做低位引体向上是为了让手臂、背部肌肉找到引体向上的发力的顺序、发力的感觉以及锻炼参与引体向上的肌肉力量。每组做10~15次，做3~5组，每周做3~4次。

第三，曲臂悬垂，双手掌心向前用略宽于肩的握距正握单杠，手肘弯曲，下颌部位超过单杠，背阔肌充分收缩，这是引体向上的顶峰姿势。每组保持这一姿势到力竭为止，记录每次悬垂的时间，每次做6~10组，隔天做为宜。力争间隔一天做的每组时间较上一次有所增加。

第四，反向引体向上，身体站在高台或者跳起，从曲臂悬垂的位置，即引体向上的顶峰位置，用肌肉控制住，慢慢地向下落，做相关肌肉的离心收缩，增强肌肉的力量。每次做10~15次，每周做3~4次。

第五，弹力带引体向上，将弹力带一端固定在单杠上，脚踩在弹力带的中间，利用弹力带弹力辅助完成标准引体向上动作。可以根据自身的力量情况选择适合拉力的弹力带。每组做8~12个，做3~5组，每周做3~4次。

双杠练习方法：双杠直臂支撑要求两手直臂撑杠，挺胸收腹，两腿并拢，脚尖放松。可先在低双杠上，两臂撑杠向前移动，以增强支撑能力，经过训练后可加大难度进行支撑摆动练习。支撑摆动要求双臂直臂支撑，随后借助腿部前后摆动力量完成躯干的摆动，摆动时两臂要伸直，以肩为轴，幅度由小到大。前摆时做到送髋，脚尖远伸。上体后摆过垂直部位后，加快腿的摆速，重复5~6次。双杠的练习主要是为了发展少幼人群上肢肌群、腰腹部肌群。

少幼人群在进行力量训练时，应注意以下事项：

第一，由于少幼人群生理及心理发育尚未成熟，在进行训练时要根据自身特点选择适宜的练习方式及合理控制运动强度，陪伴者要给予足够的保护。

第二，练习者应以侧重于肌肉的力量和爆发力练习的动力性动作为主，结合摆动动作和静止用力动作进行练习。

第三，选做动作既要考虑各肌群的力量、关节的灵活性和柔韧性等特点，又要结合上肢、下肢和躯干等不同体位进行交替练习。针对孱弱的肌群增加锻炼强度。

第四，练习前，做充分的热身。练习结束后，进行拉伸、按摩及放松整理运动。

（2）耐力训练

少幼人群的耐力练习可借助室外跑步机进行，对于耐力的训练可从三个方面进行。第一，基础耐力训练，以匀速跑为主，逐渐增加运动负荷量。这是一种在规定时间或规定的距离内，用中等或中等以下的匀速跑来发展一般耐力的方法。经过一段时间的练习，随着耐力的增强，我们可以逐渐增加跑步的时间和距离，并适当提高跑步的速度。第二，速度提升，以变速跑为主，在增加运动负荷量的同时，加大运动负荷的强度。这是一种在规定的距离内快慢相间的跑法。先快跑一段距离，再慢跑一段距离，快慢交替进行。开始采用这种方法进行练习时，快跑段的距离不宜太长，跑速也不宜太快。随着跑动能力的增强，逐渐增加快跑的距离，缩短慢跑的距离。第三，速度耐力训练，以间歇跑为主，只增加强度而不增加运动量或适当地缩短跑动距离。这种练习方法的特点是跑速稍快，而且严格控制每次跑步之间的间歇时间。组间间歇可以采用原地休息、走路的方式。

少幼人群开展耐力练习时，需注意以下事项：

第一，运动前充分热身。训练前充分的热身是十分必要的，否则容易造成脚部、腿部抽筋和肌腱酸痛，甚至肌肉拉伤。

第二，适宜的跑步距离。基于少幼人群的生理特点，每次练习严格控制跑动距离和跑动强度。

第三，增加运动负荷要循序渐进。对于少幼人群来说，一定要通过循序渐进的练习来提高运动负荷。如果未经过训练，直接进行长距离的跑动，会引起身体的不适，甚至导致严重的后果。

第四，安全知识要扎实。家长在练习前需要告诫孩子务必注意安全。例如，不要在路边或人员密集处进行练习，以免互相碰撞；跑步时应目视前方，避开障碍物，以免跌倒受伤。

（3）协调训练

肢体协调能力是体育运动的核心素质之一，少幼阶段是发展协调能力的关键时期，少幼人群可以通过攀爬攀岩墙练习肢体的协调性。攀岩运动强调的是手、脚、眼的协调配合，练习者借助手上的拉、抠、捏、拽、握、推等动作，使身体尽量贴近岩壁，在攀登较长路线时可选择容易地段，两只手轮流休息。脚使用踩脚点、换脚等技术保证身体的稳定性。双腿是攀岩运动的力量源泉，在动态攀岩过程中身体的重量尽可能地放在支撑脚上，也就是之后你实际要跳起的脚点。

攀岩练习要注意以下几点：

第一，攀岩初学者常常会在进行动态动作时过早出手，这样做会让你的身体离开岩壁的时间变长，比起过晚出手，更容易损伤你的大部分冲力。正确的做法应该是尽可能地做"向上腾跃"的动作，即试着让身体尽可能向上伸展，直至到达最高点时再松开手。

第二，进行动态动作时，要调用全部的肌肉，而非仅仅在开始阶段用到的肌肉。

第三，尽量选择足够软的鞋子，可以让你最有效地运用脚部肌肉。

第四，为了获得更多的跳跃力量，每次做动态动作之前，应该先做垂直方向的运动，先上后下，类似弹簧那样进行延伸和压缩。

第五，少幼人群要根据自己的年龄和自身能力选择适宜的攀岩位置，同时攀岩场地做好必要的保护措施。

2. 娱乐性设施锻炼

（1）戏水池

戏水池是大多数人特别是少幼人群喜爱的运动场地，这是因为少幼人群亲水、爱玩水，对水的适应能力较强的天性。戏水者可以借助戏水池内各式各样的水上设备，例如浮桥、水滑梯、水伞和水蘑菇等，通过游戏提高身体素质。需要注意的是，出于安全性考虑，戏水池的池底应基本水平，池子应设上岸、下岸的踏步，池边应设浮水的扶杆。同时，由于不同年龄段的孩子身高参差不齐，戏水池的深度要有标准，要充分考虑儿童身高的问题。一般来说，儿童戏水池应为 0.6 米，幼儿戏水池宜为 0.3~0.4米。除了水深之外，水质也要得到充分的保证。此外，陪伴者要密切关注戏水儿童，防止发生溺水。

少幼人群在戏水池游玩时，需要注意以下事项：

第一，禁止在水池边奔跑，以免滑倒跌入水池，发生溺水。

第二，戏水时需佩戴游泳圈，以免发生溺水。

第三，戏水前，应进行充分的热身活动，也可用冷水擦拭身体，以适应水温。

第四，少幼人群身体发育尚未成熟，体力有限，应避免长时间在水中玩耍，当感觉疲劳或不舒服时，应立即上岸，以免发生意外。

（2）沙池

幼儿在沙池中通过走、跑、挖沙等肢体动作，以趣味性的方式完成身体锻炼。

沙池的玩法可根据沙的种类区分：一种是干沙的材料辅助玩法。例如：容器类材料（如小桶、壶等）能帮助幼儿获得早期的测量、平衡、守恒概念；过滤类材料可以训练孩子的视觉协调能力和动手实践能力。另一种是湿沙的材料辅助玩法，如自制水道、生物倒膜、挖山洞等游戏。幼儿可利用模具和湿沙做出不同造型的沙模，如海星、城堡、人偶，甚至自创其他新奇造型，并借助沙模编撰故事。玩沙游戏不仅是幼儿动脑思考、动手操作的过程，也有助于发展幼儿对空间关系的认识能力。

由于少幼人群较为弱小、敏感，在开展沙池运动时需要注意以下事项：

第一，沙池的使用者年纪较小，为了孩子的人身安全，家长需要在旁边陪同，避免出现意外。

第二，在沙池规定区域玩耍，且挖沙工具应用安全材料制成，避免使用尖锐工具。

第三，玩沙时要提醒孩子不用双手搓揉眼睛，不扬沙子，不吃沙子。并且，玩沙后要注意手部卫生，及时清理。

（四）少幼友爱型运动团队 + 体育文化

1. 轮滑队，不言放弃文化

随着经济的快速发展和物质生活水平的提高，人们的精神文化需求日益增长，轮滑运动逐渐受到广大群众特别是少年儿童的青睐。少幼人群在轮滑练习中，每当完成专业动作之后，会在精神上产生一定的满足感，进而在一定程度上提高学习的自信心，形成良好的性格。轮滑练习中，势必反复经历摔倒与爬起的过程，这样的过程有助于孩子们形成勇敢顽强、不怕困难和挫折、勇于超越自我的优秀品质，能激发孩子们的竞争意识，培养孩子们敢于迎接挑战和勇于负责的精神，也有利于孩子们团结合作精神的形成。轮滑运动对臂、腰、腹、腿等肌肉力量的提升有一定的作用，还能够促使身体关节更加灵活，有利于提高少幼人群身体的平衡能力与协调能力，进而促进其身心健康发展。除此之外，在轮滑快速、优美的动作中,孩子们的好奇心与追求刺激的心理都得到了满足。

2. 健跑团,持之以恒文化

2020 年 9 月 22 日,习近平总书记主持召开教育文化卫生体育领域专家代表座谈会时说道:"要让孩子们跑起来。"[①] 现在,国内的儿童基本都处于运动量不足的状态,少幼人群急需有效的体能释放。而跑步是一项促进心血管、四肢、脊椎、内脏发育最简单、最全面、最有效的运动。少儿坚持每天跑步,养成爱跑步的好习惯,不仅有益于身体健康,锻炼心肺功能,促进大脑的血液循环,促进脑部发育,还可以锻炼意志,培养强烈的目标感,使身心放松、精力充沛,对学习状态和学习成绩也有着积极的影响。

少儿正处于与外界建立密切联系的成长阶段,除了家庭这一固定空间,也需要室外的自由空间,以增加他们对外界世界的了解,促进伙伴之间的沟通。少儿健跑团是一种互助式、群体性的训练和锻炼方式,它作为一种纽带,连入了更多的互动和情感。未来乡村可为少儿健跑团提供安全性较高的广阔空间,让孩子们可以随时跑、自由跑、任性跑。只要想跑,只要想活动,踏出家门便是起点。这不仅让跑步变得简单,也让孩子们能够轻松享受跑步的快乐,增进彼此的情谊,丰富日常生活。

同时,跑步需要自律,需要持之以恒,良好的生活习惯和优秀的精神品质需要从小培养。一方面,社区能为少儿跑步运动的开展提供便利,在一定程度上增添吸引力和凝聚力。另一方面,组建少儿健跑团不仅能让少儿进行有效的运动,而且在同伴的督促下,少儿能够保持相对稳定的运动量,同时,还营造了伙伴温馨陪伴、活动趣味开展的良好氛围,使少儿在爱好中坚持,在快乐中跑步,由被动转为主动。以多样化、适度化、趣味化的方式开展跑步活动,少幼人群易养成定期跑步的好习惯,在快乐中完成运动目标,并持之以恒。

---

① 杜尚泽. 习近平总书记在专家代表座谈会上"让孩子们跑起来"[EB/OL].(2020-09-24)[2022-04-20].http://politics.people.com.cn/n1/2020/0924/c1001-31872716.html

九、未来乡村健康场景
的经济效应

（一）乡村文体旅融合的产业效应

1. 提升资源品级，资源优势转化为产业胜势

将乡村独具一格的资源优势转化为经济优势是实现乡村建设的突破口，然而，缺乏优越的交通区位、缺乏强有力的资金帮扶、缺乏创造性的建设人才、缺乏乡村品牌知名度、缺乏优势产业建设"五缺"问题也造成乡村资源难以升级。挖掘乡村特有资源，整合、对接资源，融合文体旅三大产业，能帮助乡村提升资源品级，再造产业效益。

依托得天独厚的自然资源和人文资源，在市场的指引下，乡村旅游业兴盛发展。乡村旅游是实现乡村振兴的重要抓手，但由于乡村旅游业发展习惯复制成功模式，形成了"千村一面"的现象。要实现"千村千面"各有特色的乡村旅游产业，就要求乡村旅游开发要注重特色化、个性化和唯一性。借助乡村原生态文化基础，实现文化资源升级，开发乡村特色文化资源是解决单一性问题的有效途径。因此，乡村旅游业的发展需要地方文化的支持。民俗文化的特色包装，餐饮文化的创意开发，都是文化产业应用于旅游业的创造性途径。

自我国开始承办国际性大型体育赛事，"全民运动"的热情日益高涨，

特别是"健康中国2030"战略的出台使体育健身运动逐渐全民化、常态化、休闲化。同时，我国相关部门多次发布文件，鼓励"体育+旅游"融合发展。在消费升级、政策红利等推动下，体旅融合越发受到重视，并进入了快速发展的阶段。体育赛事往往会衍生出体育精神和体育文化，文化产业也会从体育产业中寻找创作源泉和发展机遇，"体育+文化"两大产业顺势融合，并推出"新文化产品"和"新体育产品"。推进"体育+文化""体育+旅游"产业融合发展，有利于地方打造具有全国知名度的体育旅游目的地、精品线路、精品景区，有利于地方培育体育农业休闲、体育赛事旅游集聚区，有利于地方实现自然资源向文化资源、运动资源、旅游资源的转变，有利于振兴乡村经济，将资源优势转化为产业胜势。

2. 紧抓项目建设，产业融合转化为乡村特色

随着现代社会人们强身健体意识的逐渐增强以及对体育赛事热情的高涨，体育市场逐渐扩大，"体育+文化+旅游"产业融合模式应运而生，并发展成为潮流和趋势。而作为发展运动产业（攀岩、登山、滑雪等运动项目）以及休闲旅游业（山地户外营地、航空飞行营地、汽车自驾运动营地、运动船艇码头、滑雪场等体育旅游）的福地，拥有特色地质地貌、建设用地富足、建设用地基准地价较低的乡村自然而然成为"体育+文化+旅游"产业项目投资建设的首选地区。事实证明，抓住时代机遇，做好文体旅产业项目建设是一条适合乡村振兴的道路。

做好文体旅产业项目需做好以下几个方面。

首先，要做好基础建设。在保护乡村生态、优化乡村社区环境的同时开展全域旅游基础设施及运动设施、文体旅综合服务能力提质增效工程、文体旅产业新业态培育三大类型工程建设，完善文体旅场馆运营管理、服务文体旅场地设施建设、文体装备制造的基础性建设，形成后备能源保障。

其次，打开项目创新建设思维。通过创新开发文体旅赛事活动，创建文体旅产品消费节，打造一个融合乡村特色、突出运动及健康创意思维和

旅游路径、体现幸福乡村的新窗口，为文体旅产业转型升级、融合发展提供源源不断的输出力量，努力做好文体旅产业高质量发展和创建乡村全域旅游的"大文章"。

最后，加速文体旅产业商业化。以乡村特色文化和体育赛事赋能旅游产业，聚焦当下消费热点，创作生产文体旅产品，借助公众平台推广宣传，适应"产品明星效益"；推出全民体育赛事活动，打造文体旅新线路，创造文体旅融合发展品牌企业和尖端项目。引导文体旅元素深度融入商业业态，推动休闲运动、餐饮美食、旅游度假、研学旅行、养身健康、体育健身等产业集群长足发展，提高乡村文体旅产业的生命活力、创造动力和影响能力，形成乡村新特色。

3. 打响产业品牌，消费热点转化为经济加速

《体育强国建设纲要》提出"到2035年，我国经常参加体育锻炼人数比例要达到45%以上，人均体育场地面积要达到2.5平方米"的目标。为此，《关于促进全民健身和体育消费推动体育产业高质量发展的意见》在职业体育俱乐部主场场馆优先改革、体育场馆享受土地使用税优惠等方面出了实招。这说明我国体育产业已经进入加速发展期，体育成为新型消费热点。文体旅产业迎来了重大发展机遇，运动休闲将引领文体旅产业的全新发展。文体旅产业成为乡村发展新的收益点，促进乡村经济的长足发展。推动文体旅融合、转型升级，发挥体育的提质价值和助推作用，充分利用特色文化资源，深度挖掘旅游消费热点，文化、旅游、体育三大产业相映生辉，从而构建全视域、深体验、大融合的发展景观。

首先，打响产业品牌，迅速提升产业知名度。依托乡村山水原生态资源，实施"文化＋体育＋旅游"创造性发展战略，打造乡村精品旅游体系，持续提升乡村文体旅产业品牌热度。唱响体育健身"运动游"，深度融合乡村特色文化元素和乡村原生态自然风貌元素，围绕体育健身示范性基地建设，统筹构建球类、游泳、田径、棋类等多个类别的竞技、休闲品牌体系，打造文体旅融合产业金字招牌。结合研学旅行、数字科技、健康

养生、体育竞技等项目，开发以运动为主题的深度产品，拓展旅游项目生命力。

其次，开展文体旅营销，迅速吸引公众目光。整合各类媒体资源，利用直播带货等方式使文体旅产业产品信息火速在各大平台大数据铺开，建设文体旅宣传推广媒体矩阵。定位健康养生旅行，打造乡村文体旅产品售卖专用的线上线下旗舰店，开发购物街、旅游周、体育赛事活动等项目，吸纳消费热点，增加民众关注度，增强信息传播精准度。

再次，时代导向定位消费热点。聘请专家模拟消费场景，总结消费数据，培育文体旅消费新理念和新热点。引进国内外知名品牌，培育乡村品牌，推进运动、养生、健身特色商圈等项目，建设文体旅消费集群。

最后，优化营商环境。秉持兼容并包、监督管理、积极引导的原则，加大知识产权保护力度，规范文体旅市场执法并加大执法力度，打造适应性文体旅产业生态，探索适合文体旅产业特点的门槛标准和监管方法，构建新型政商关系。

（二）乡村健康场景中的运动产业

1. 打造乡村文体旅产业链，吸纳融合经济

在"健康中国"和"体育强国"建设思想的指导下，乡村可以凭借丰富的自然资源、生态资源、宜居的环境，以文为魂，以体兴旅，以景引赛，实现文体旅深入融合发展，同时抓住机遇发展期，展望乡村经济加速发展新前景。如今体育功能已经发生重大转变，体育事业不再局限于各级各项体育赛事活动，而是将视野转向全民运动，职业体育和竞技体育向群众体育发展。体育和居民休闲生活结合成为必然趋势，并在旅游产业的助推下逐步与健康、养生、文化等元素相融合，呈现出功能多元化、业态多元化、模式多元化的特征，同时将文化产业和体育事业引入商业圈，推动健康、养生、运动等产业竞相发展，帮助乡村吸纳文体旅经济。

夯实文体旅融合发展理念，充分发挥乡村别具特色的人文资源优势和

得天独厚的自然生态禀赋，在加强保护性开发利用的同时，将历史文化和自然生态资源优势转化为产业发展优势。并由此吸引企业投资者目光，为乡村建设引入资金，招揽乡贤回乡建设，注入新鲜血液，建设宜居宜旅的新乡村。坚持"文化＋体育＋旅游"发展战略，积极推动文体旅深度融合；同时，要以文旅节庆和体育赛事促进融合发展，开发具有乡村特色的体育产品、旅游产品线路和文化产品。

集聚健康养生、体育赛事、运动健身、健康产品销售、健康服务等特色产业，连点成线，逐步形成完整的文体旅产业链，以此拉动乡村经济加速发展，提升乡村软实力和竞争实力，成为乡村发展的"速递带"。

第一，多元融合体育竞技、大众健身、休闲旅游等项目。加强精品文艺创作和品牌赛事开发，打造全域全时全季旅游项目，打造文体旅产业新高地。

第二，丰满文体旅产品种类。包括体育用品、旅游装备在内的由体育事业和旅游行业自然衍生的产品会持续吸引消费，除此之外，可将乡村特色地方文化和体育文化深度结合，创新文体旅产品产出。比如康养书籍、体育赛事活动吉祥物、新型健身器材等创造性物质产品的生产制造和养生理念等精神产品的创新。

第三，优化文体旅服务业结构。以文体旅高质量发展为主题，完善文体旅公共服务设施，培训服务业专业人才，引进现代化电子设施，提高专业化服务水平，推动文体旅稳步迈上高质量全面发展新台阶。

2. 完善乡村共享运动设施，发放运动福利

2020 年 10 月，国务院办公厅发布的《关于加强全民健身场地设施建设发展群众体育的意见》指出，争取到 2025 年，有效解决制约健身设施规划建设的瓶颈问题，相关部门联动工作机制更加健全高效，健身设施配置更加合理，健身环境明显改善，形成群众普遍参加体育健身的良好氛围。

第一，完善顶层设计。基于乡村健身设施现状数据调查和民众诉求调查，总结健身设施建设短板，制定并公布体育场地设施、体育场馆标准及

建筑施工办法用地、体育建筑指引，优化短板设施，引进现代化设施。合理考虑布局举办体育赛事所用的大型体育场馆，并兼顾乡村社区居民使用需要。

第二，开发闲置建设用地潜力。依法合理开发并复合利用闲置土地和公益性建设用地建设体育设施，地方政府部门依法按照兼容用途进行管理。

第三，提高运营水平。支持未来乡村根据实际需求建立健身场馆、健身俱乐部等，鼓励社会力量投资或直接参与建设小区室内外健身设施。在保护健身设施方面，公布公共设施使用守则，配备社会体育指导员对村民进行科学使用健身器材器械的培训，聘请专业技术人员按时检查、修缮、更换健身设施，保障设施安全性。

第四，实施群众体育提升行动。面向大众开设多项目覆盖、全社会参与、多层级联动体育赛事活动。聘请体育专业指导人员组建专业团队，夯实组织人才基础，定期前往社区展开教学活动，开设社区体育俱乐部等组织。

3. 构建乡村数字体育社区，推广云上运动

数字体育涉及跨行业交叉领域，是体育运动产业和信息产业、文化内容产业的完美融合。数字体育通过互联网技术，结合体育竞技、健身，利用数字游戏和数字媒体来实现。相比于电子竞技和网络游戏"眼动＋手动"的静坐活动形式，数字体育更强调肢体运动；相比于传统的体育运动，现代科技赋能数字体育，不受时空限制，更具体验感和交互感，能享受视觉盛宴。

随着科学技术的更新换代，来自体感游戏的灵感创造了实用型数字体育，便利了广大民众的生活。比如，智能化羽毛球拍颠覆了人们对传统体育的认知。智能化数字球拍能准确地记录挥拍轨迹，并通过三维软件进行动作分析，包括挥拍的力度、击球的角度、球的发力点是否准确等项目都能精准呈现，对于羽毛球爱好者的技能提升大有裨益。实用性数字体育用

品已经深受群众喜爱，一经发售便迅速获得好评。

实现数字体育进乡村，首先要引进虚拟技术，投入资金，配备相关设施，进而吸引乡村中广大体育爱好者，丰富乡村社区居民生活。实现数字体育，需要借助摄像头、动作捕捉系统、可佩戴式头盔或传感器，实现人—网络系统—人之间、人机之间的交互运动。数字体育比起传统体育更具娱乐性，能将传统体育形式和娱乐形式重新进行"解码"和"编码"。比如拳击运动，将数字体育和虚拟技术相结合，不发生肢体接触就能体验对抗性体育运动，在获得愉悦度和舒适感的基础上实现锻炼身体的目标。在某种意义上，数字体育是传统电子竞技和传统体育结合而成的新生代产物，在未来乡村建设中走进了乡村居民的视野。推广数字体育有利于拓宽体育教学、娱乐、产品等各个方面的市场，对于开展体育竞技、研发新型体育设施和体育用品有进步意义。数字体育比传统体育更具有亲和力，对于开拓体育事业发展空间、增加体育产业进入群众视野可能性、宣传体育精神具有积极作用。数字体育对于发展全民健身事业、丰富群众生活、提高群众身体素质具有重要意义。数字体育对于国家培养体育专业人才、加快我国由体育大国向体育强国的转变具有深刻意义。

（三）健康场景建设的多产业联动

1. 培育多元化主体，推动产业多向融合

站在"两个一百年"奋斗目标的历史交汇点上，未来的文体旅产业也必将适应新的发展需要，将视野转向提升消费和产品质量，结合新基建、新客群、新需求和新经济，以创新突破发展实现多元融合。

近年来的旅游产业提出由观光旅游向休闲旅游过渡的诉求。以体育运动为发展核心，以文化、体育运动为代表的旅游细化市场适合多年龄层次旅客尤其是成熟旅客群的需求，为旅游产业提供了新消费内容；旅游业为体育产业提供了新消费模式；乡村自然资源、特色文化和体育运动的结合为旅游发展提供了新消费思路。文体旅融合发展，激发多元消费，为体育

产品提供投入产出的价值闭环，有利于实现可持续发展。

第一，文化提炼品牌。应深度挖掘乡村历史、有特色的地方文化、非物质文化遗产等元素，为乡村赋予特定文化内涵，打造乡村品牌，深刻定义文化品牌对当今世界的价值所在，取得大众认同。

第二，体育打造形象。体育竞技比赛尤其是部分获得全世界关注的赛事（比如奥运会）自带超高热度与话题度，也会引起全民健身的热潮。随着广大民众生活质量的提升，"运动""健身""养生"也成为民众的生活态度。相比于体育馆、健身房的局限性，体育旅游显然更受民众欢迎。在此基础上，乡村可考虑引入资金举办大型体育赛事，吸引流量，形成热点，带动旅游发展，同时融合当地文化产业开发，支撑后续赛事，形成可持续发展的良性循环。

第三，旅游落地发展。在体育吸引消费的基础上激活全产业链，打造生态系统。完善旅游基础设施、户外和文化类的基础设施，落地文化产品，承接流量。文化、体育、旅游三者齐发力，文化赋予乡村体育特殊含义，打造体育品牌，并用旅游产品的方式进行体验，形成消费闭环。

2. 嫁接现代化产业，引导产业中高端化

党的十九大提出，着力加速建设实体经济、科技创新、现代金融、人力资源协同发展的产业体系。这是中国特色社会主义迈入新时代，着眼于建设现代化经济体系的战略目标而提出的一项重要战略性举措。产业发展现代化是乡村经济发展的必经之路，也是现代化经济体系的主要内涵和战略重点。建成现代化产业经济体系取决于科技创新、实体经济、现代金融、人力资源协同发展。

第一，建设现代化产业经济体系的着力点是发展实体经济。这要求乡村在发展手工业、农业的同时推进产业现代化，引用新科技，采用新设备，选用新人才。并在此基础上提高供给质量，推动产业优化升级，向价值中高链发展。对于传统乡村经济而言，当务之急是改善产业结构，借助旅游行业发展现代服务业。大力改造传统产业，引进现代化设施，深入推

进信息化和产业相结合，着力培养战略性新兴产业，挖掘新业态、新商业模式，促进乡村经济加速发展。展现乡村发展潜能是拉动乡村经济的机遇，能吸引更多社会主体投身创新创业，有助于加快培育经济新增长点，形成经济发展新动能。

第二，现代化产业体系的根本动力是科技创新。创新是打开发展新思维的第一动力，"科技赋能产业""鼓励人才在乡村创业"是推动乡村产业创新的两条路径。科技创新是实现乡村产业全面创新的主要引领，以高水平的科技创新作为支持的产业更具竞争力；科技创新是实现产业升级的持续驱动力，对于构建乡村现代化产业体系具有重大作用。知识型人才和专业型人才是保障乡村产业创新的根本源泉，乡村政府可发布福利政策，鼓励乡贤回乡创业、支持乡村建设。

第三，现代化产业体系的血脉是资金。鉴于乡村发展的现状，建设资金的主要来源是政府补贴和社会支持，产业进入稳步增收之后形成收支良性循环。

第四，人才资源是现代化产业体系的宝贵资源和稀缺资源。高质量人才往往流向发展前景良好的大城市，这也是乡村人才缺失的原因。乡村政府要大力开发人力资源，推行更加开放、更加有效、更加积极的人才政策，建设集知识型、技能型、创新型于一体的劳动者产业团队。

3. 催生产业新业态，提升产业叠加效益

推动文化产业与体育产业、旅游产业的深度融合发展，提供个性化、特色化、多样化消费产品，是实现文体旅转型升级的必由之路，也是催生新业态的发展模式。文体旅产业的深度融合，有利于推进文体旅建设高质量发展，筑牢文化根基，涵养体育亮丽色彩，夯实旅游智慧生存。乡村文体旅产业融合建设应以"十四五"规划为起点，以高质量考核为指导，以多元融合发展为新风范。坚定实施"文化提炼品牌、体育打造形象、旅游彰显特色"的发展理念，整合优质文体旅资源，深度促进文体旅产业融合发展，达到"1+1+1 ＞ 3"的产业叠加效应，催生新业态，创造具有一定文

化内涵、参与性和观赏价值的经营性体育旅游群。

第一，保健康复体育旅游。这是一种以医疗、疗养、康养、美容等改善身体状态为直接目的的旅游活动。乡村地区的原生态环境对于康养等产业有着天然吸引力，目前已经开发了空气浴、森林浴等保健类体育项目。这种集愉悦性、舒适性、观赏性、体验感于一体的保健养生模式受到旅游消费群尤其是老年群体的青睐。

第二，体育探险旅游。这是一种以满足人们求新、求知、求奇、求趣等心理为目的的旅游活动。按空间划分，体育探险旅游可分为水上探险、空中探险和陆地探险。体育探险游符合求知、探险的精神追求，对于科学知识、运动知识也多有普及，能帮助旅游者强壮体魄、愉悦身心、开阔视野，受到少年群体的青睐，往往以研学旅行的形式出现。

第三，体育观赏旅游。这是一种是以观看、欣赏体育运动、了解体育文化为主要目的的旅游活动，包括体育观光旅游、体育观赛旅游两种旅游形式。这类活动可借助体育运动赛事、体育文化演艺节目、健康养身和运动主题讲座等项目，具有观赏性和体验感，适合各个年龄层群体。

第四，体育文化旅游。体育文化旅游主要包括地方传统体育文化旅游和奥林匹克文化旅游，适合各个年龄层群体参与。体育文化旅游通过学习和体验等途径，让大家了解特定体育文化，达到增长知识、陶冶情操、培养热爱体育的精神等发展目的。

十、未来乡村健康场景的社会效应

（一）乡村居民常态健康的内在建构

1. 重塑乡村健康新风尚

乡村依托得天独厚的自然资源和田园风光，是建设天然氧吧、田园综合体、农家乐的最优地区，优越的自然风光对于崇尚健康的旅行者来说有着极强的吸引力。然而，随着拥有广阔的低价闲置土地和劳动力的乡村也成为部分污染性强的工业产业的首选地，加之乡村的环境综合治理管理缺乏城市管理的严格要求，乡村的生态环境也岌岌可危，废气废水和固体废弃物的随意排放对乡村居民的健康造成了威胁。

改善乡村环境，当务之急是改善乡村产业结构，对化工企业进行管控，统一回收处理废气废水和固体废弃物，同时挖掘乡村地方特色文化，大力发展旅游业和服务业，在减少乡村居民收入对化工企业的依赖程度的同时拉动乡村经济，实现全民增收致富。

强化乡村人居环境综合整治是乡村建设的重点项目，聚焦三项重点，对于改善村民居住环境以及发展文体旅产业有一定的意义。一是推进乡村生活垃圾治理，实现乡村清扫保洁和清运市场化运营，投建乡村垃圾中转站并配备垃圾运输车辆，实现日产日清和收运处置的改善目标。二是推进乡村生活污水治理,铺设污水管网,投建污水处理设施。三是推进乡村"厕所革命",进行乡村厕所改造,根据人群聚集密度增设公共厕所,提供"改造进家"惠民行动,走进各家各户维修、改造厕所。此外,从道路修建和养化、安全饮水、生态绿化三个方面完善乡村基础设施,持续开展乡村清洁行动,加大粪污处理和资源化利用力度,加强乡村风貌管控。

2. 强化社会保障新体系

《中华人民共和国 2021 年国民经济和社会发展统计公报》指出,2021年年末全国参加城镇职工基本养老保险人数 48075 万人,参加城乡居民基本养老保险人数 54797 万人,参加基本医疗保险人数 136424 万人。其中,参加职工基本医疗保险人数 35422 万人,参加城乡居民基本医疗保险人数 101002 万人。[①] 覆盖城乡居民的多层次社会保障体系已基本建立。中国社会保障体系自建立以来,通过改革和规范发展,已取得了显著成就,在一定程度上有效保障、改善了民生,帮助全体中国人民共享经济社会发展成果,促进社会公平正义和经济社会协调发展。无论从总量上看还是从分项上看,就全世界而言都是覆盖人数最多的社会保障计划。近年来,保障水平随着经济社会的发展逐步提高,参保人群的基本生活都得到了保障和改善,社会保障基金实力也在不断增强。然而,相比于城市,乡村具有财政收入方面的暂时性弱势,因此,即便国家对乡村社会保障多有帮扶,也难以从源头上解决社会保障方面的问题。加快乡村建设,利用文体旅产业增加财政收入,形成自我建设良性循环至关重要。

第一,加大财政投入。乡村政府应调整收支结构,完善规范的社会保障预算制度,进一步提高应支出的比重,扩大保障覆盖范围,实现全民全面有保障,实现"应保尽保",并针对不同群体增加特殊保障(如建立符合农民工特点的村养老保险制度、社会保障制度等)。在保障的同时不断提高社会保障管理服务水平,组建专业团队。

---

① 国家统计局.中华人民共和国 2021 年国民经济和社会发展统计公报 [EB/OL].(2022-02-28)[2022-04-20].http://www.stats.gov.cn/xxgk/sjfb/zxfb2020/202202/t20220228_1827971.html

第二，加强对社保基金的筹集和监管。通过各种方式加强乡村居民对社会保障的认知深度和广度，积极引导参保人员按时缴纳社会保险费，通过多种方式鼓励社会在不同平台上的捐赠，扶助家境困难的居民，扩大社保基金的筹集渠道。积极探索基金监督的新型方式方法，完善保险基金的监管制度，真正保护好老百姓的"养命钱"。

第三，加快实施乡村养老保险制度，减轻乡村居民养老负担。在相当一部分发达的乡村地区，基本养老保障制度建设将迎来重要发展阶段，应把解决乡村的养老保障问题作为破除城乡二元结构、实现城乡一体化的重要突破口。

3. 开拓全民健身新视野

《全民健身计划（2016—2020年）》强调全民健康是国家综合实力的重要体现，是经济社会发展进步的重要标志。全民健身是实现全民健康的重要途径和手段，是全体人民增强体魄、幸福生活的基础保障。实施全民健身计划是国家的重要发展战略。目前，覆盖城乡的全民健身公共服务体系已经基本形成，为乡村居民开拓全民健身新视野提供了条件。

第一，弘扬体育文化。乡村政府以线上线下宣传两种方式并行，向乡村居民普及健康养生理念及健康养生科学知识，引导民众强身健体并将其设为个人发展目标，鼓励民众加入崇尚康养和运动的队伍。

第二，建设健身场地设施。有效扩大增量资源，政府组织建设中小型体育场馆，在有需求的情况下可考虑建设大型体育场馆，除此之外，多建设健身培训中心、多功能运动场等，实施惠民体育健身工程，实现乡村健身设施全覆盖。

第三，开展线上线下全民健身活动。根据乡村实际情况因时因地因需开展全民健身活动，分层分类分级实施运动项目，构建全民健身活动体系。发展健步走、健身跑、攀岩、骑行、徒步、登山、球类、游泳、广场舞等较受大众喜爱的运动项目，积极扶持马术、击剑、极限运动、赛车等极具消费引领特征的时尚休闲运动项目，培养气功、武术、太极拳等民间民族民俗传统项目和乡村农味农趣运动项目，开发适合不同行业、不同地域和不同人群特征的特色运动项目。在组织方面，线下组织开展"每天运动1小时""15分钟健身圈"等活动，鼓励大家每天坚持运动后打卡，用打卡次数换取福利。线上可利用"互联网+"功能，促进公共服务信息化、智能化，提升数字化水平。并利用直播等方式助推全民健身，组织开展"体育直播节"，邀请包括体育明星在内的体育专业技术人才前往乡村参加健身直播活动。就乡村建设而言，全民健身推广活动有助于调动乡村居民参与体育运动的积极性，有助于提高乡村居民的健身意识，有助于增强乡村居民的体质、提高其健康水平，对于疾病的防控也有一定的积极意义。

（二）城乡居民健康指数的差距缩减

1. 乡村社会重点领域改革成果显著

"农，天下之本，务莫大焉。""务农重本，国之大纲。"历史和现实都告诉我们，农为邦本，本固邦宁。我们要坚持用大历史观来看待农业、农村、农民问题，只有深刻理解了"三农"问题，才能更好理解我们这个党、这个国家、这个民族。必须看到，全面建设社会主义现代化国家，实现中华民族伟大复兴，最艰巨最繁重的任务依然在农村，最广泛最深厚的基础依然在农村。①

在政府对乡村发展深度、广度的剖析以及政策支持下，乡村振兴已经取得不错的成绩，乡村居民生活水平持续提高。在解决了"吃饭的问题"，提升了"生活的水平"之后，越来越多的乡村居民目光转移到"健康的改造"上，对于健康的诉求越来越强烈。对比先一步健康"觉醒"的城市居民，乡村居民也越来越重视养生、健身、运动等项目，在健康、运动等方面的支出比例增大。

---

① 习近平. 坚持把解决好"三农"问题作为全党工作重中之重 举全党全社会之力推动乡村振兴 [EB/OL].(2022-03-31)[2022-05-10].http://jhsjk.people.cn/article/32389142

2. 乡村居民抵御疾病风险能力增强

第一，乡村居民个人保障、防护意识增强。《2019 国民健康洞察报告》统计的数据表明，93% 的被调查者认为身体健康是最重要的事。被调查者对于健康的重视程度已经远远超过对"拥有财富"和"满意的工作"的追求。新媒体的宣传也使得关于健康养生的专业知识被大众不断接纳，大众对于健康的诉求日益显著，大众对于疾病预防、健康养生、体育运动也日益重视。

第二，乡村医疗保障制度逐渐完善。新型乡村合作医疗制度提出并稳步推开，实现了全面覆盖的医疗保障制度，提升了乡村居民抵御风险的能力。同时，全面开展乡村社区卫生服务体系建设，整合并合理配置乡村医疗卫生资源，引进现代化智能医疗设施，引进医疗领域专业人才，建设专业人才队伍并增设医生护士岗位，对乡村原有医生护士进行考核和培训。同时积极与城镇二、三级医院对接，实现医疗团队合作和医疗人员流动与交流，实现短时转诊，减少误诊，为患者赢得抢救时间，实现"小病在社区，大病在医院，康复回社区"的医疗卫生服务格局。

第三，乡村经济的增长为加大乡村居民对健康的投资奠定基础。随着乡村居民收入的增加和生活质量的提升，健康这一话题持续吸引乡村居民关注，民众根据自身经济情况逐渐增加了对健康方面的投资。比如：定期前往医院进行身体检查，开展登山、跑步、骑行等运动项目，购买医疗保健产品和健身器械，前往健身房、跆拳道兴趣班锻炼身体，等等。

第四，康养、疾病防护意识宣传到位。村干部运用新媒体，通过专家讲座，以及流动宣传、标语宣传、广播宣传等手段加强疾病预防、健康养生宣传效果。除此之外，抖音、微信、微博等新媒体社交平台在健康养护、健身、休闲等方面也对民众起到了教化作用。

3. 乡村居民的多层次保障制度

社会保障既是国家发展的重要目标指向，也是促进国家可持续发展、和谐发展的必要手段；是保障城乡居民基本民生、维护社会公平正义、促进社会和谐发展、实现共享发展成果的重大制度保障。我们党和国家历来高度重视农村群众的生产生活。改革开放特别是党的十六大以来，党中央、国务院做出了一系列重大决策部署，着力推进农村居民社会保障工作。目前，以农村居民最低生活保障制度、新型合作医疗制度、农村居民医疗救助制度、五保供养制度、自然灾害生活救助制度等为主要内容的农村居民社会保障体系初步形成，新型农村养老保险开始试点，初步保障了农村群众基本生活。

此外，很多地区根据当地居民的生活现状，推出了普惠性的补充保险险种。浙江省衢州市推出了商业补充医疗保险"惠衢保"，充分发挥商业补充医疗保险在保障民生等方面的作用，使其成为多层次医疗保障体系和解决因病致贫、因病返贫问题的重要组成部分。

（三）城乡共同富裕实现的现实路径

1. 依托数字改革，激活乡土社会内生动力

在科技高速发展的今天，利用互联网发展经济早已不是梦想，比如利用数据整合、分析、引导资源发挥作用，积极推动生产力发展。数字化技术正在加速向传统产业进行多方向、多层面、多链条的渗透，逐渐实现产业数字化，推动互联网数据中心建设与服务等数字产业链和产业集群发展壮大。

数字改革依托"互联网+"创新发展思路，借助高速发展的现代科技，顺应信息化发展潮流，积极推动"互联网+"与"三农"深度融合发展。在农业生产经营方面，数字改革要求乡村政府因地制宜地挖掘乡村特色产业，依托互联网和电子商务，大力发展数字农业，通过网络实时监测作物生长情况并分析得到培育模式；农作物获得丰收后借助各类电商平台，开展线上线下营销（包括直播带货等新思路），实现特色农产品优产优质优价。

乡村政府在乡村治理方面，要依托互联网平台和大数据管控中心，建

立管理服务系统，汇聚政务服务、基层党建、精准扶贫等服务。建立专业团队，利用乡村实用人才培训基地和"两专"（专业技术能力、专业科学精神）干部培训基地，提高乡村干部专业能力。而在日常生活方面，乡村政府要完善基础设施，鼓励村民与网络交互，利用"互联网+"便利生活。

2. 围绕文化共有，打造时代文化高地

乡村承载着乡音、乡情、乡土以及古朴的生活、恒久的价值和传统。在城市化背景下，乡村的大量消逝并不意味着乡村文化的消亡，相反，乡村文化更显弥足珍贵，因为它是使人们心灵返璞归真的寓所。

第一，撬动乡村振兴，做强"文化礼堂+"产业链。乡村政府要认真贯彻"一村一色、一堂一品"的要求，结合乡村各地实际情况，深度挖掘地方特色文化资源，为文化礼堂打上具有当地特色的烙印。另外，乡村政府要通过创新思维开展各类特色鲜明的活动，承载"一方水土一方人"独特的、专属的乡土记忆与情感，唤醒乡村居民的归属感和幸福感、安全感。文化礼堂使得散落乡间的民风民俗、民间技艺、传统曲艺得以传承和发扬，敲响乡村文化振兴的锣鼓，成为乡村的"后花园"和"会客厅"。当然，文化礼堂不仅仅局限于物理空间，也可以依托现代网络技术的成熟，打开"云上文化礼堂"的新玩法，实现乡村各个场所互联互通，让乡村居民足不出村，就能掌上"点单"，共享家门口的文化盛宴。

文化礼堂不仅铸就了乡村的"文化地标"，还是促进乡村多元产业蓬勃发展的"助推器"。文化礼堂的建设能因地制宜地释放乡村"文化礼堂+"叠加势能，探索出由"礼堂+文旅""礼堂+培训""礼堂+电商"等项目组合而成的礼堂经济新模式，形成"礼堂经济"，为乡村经济发展"输血""造血"。乡村政府要做强乡村"文化礼堂+"产业链，以文为路，打响乡村品牌，实现乡村共富。

第二，激活传承魅力，挖掘"非遗+"产业链。深入贯彻"非遗乡集"发展理念，实现"非遗+旅游""非遗+研学""非遗+民宿""非遗+生活"多板块合一发展，打造多种非遗文化传承模式，让游客沉浸式体验非

遗文化，挖掘"非遗乡集"新业态。同时，结合非遗文化与乡村精神文化，利用好非遗项目背后的历史文化知识和具有传承性的制作技艺，为乡村振兴打造一条特色发展的道路。非遗文化为乡村振兴带来"非遗 +"产业发展机遇，让乡村特有的绿水青山通过非遗文化转化为金山银山，使乡村成为精神文化建设的新高地。

第三，解锁精神密码，涵养"红色文化 +"产业链。部分乡村具有红色记忆和红色资源，且具有一定的打磨空间。比如：重走红色道路，充分挖掘红色资源，讲好红色故事，打造红色文化研学基地；建设红色文化影视城等精品项目，将红色文化影视化，加强红色题材精品创作，让革命老区留下艺术经典；完善旅游业基础设施，建设红色文化遗址类特色旅游基地。在引导游客感受红色文化深刻内涵和时代价值的同时，激发资源活力，吸引文化消费。红色文化建设能带动旅游经济发展，对于助推乡村振兴战略落地生根有进步意义。

3. 推动产业融合，稳固乡村居民增收态势

在"健康中国"和"全民健身"的战略引导下，体育事业的外延空间越来越广阔。对于乡村来说，这是一次突破性的发展机遇。基于乡村丰富的自然生态资源和文化底蕴以及旅游业的持续性兴盛发展，文体旅融合发展是乡村振兴的一条捷径。健康养生越来越成为大众前端消费热点，打造宜居宜游宜业的乡村生活社区和推进乡村全域体育旅游是乡村经济发展的新路径，同时也能实现乡村一、二、三产业高层次融合，推动乡村现代化建设。体育和乡村振兴的有效融合，能改善乡村居民的精神风貌，改进乡村居民的生活水平，实现生态与经济协调发展的可持续发展道路，对于乡村振兴有重大意义。

乡村依托现代化技术发展电子商务农业、数字体育等新兴产业，打造被市场青睐的、具有高精尖技术水平的、前端发展的、示范性的、带动性强的产业融合体，并引导产业聚集发展，有助于形成产业间互相促进、相互带动发展的新局面。乡村政府高起点规划、高质量推进乡村产业融合发

展，考察乡村实际发展情况并规划乡村发展蓝图，依托乡村自然及文化资源挖掘特色产业，有利于打造金字招牌，提升产业效益、产业竞争力和产业影响力。同时，乡村产业的发展产生了许多工作机会，在一定程度上提高了乡村居民的收入和生活水平，对于实现城乡共富具有一定的现实意义。

十一、未来乡村健康场景
的时代效应

（一）乡村振兴新时代命题的浙江方案

1. 乡村振兴战略、中央一号文件号召推进健康场景

2017 年，党的十九大提出实施乡村振兴战略，深刻把握现代化建设需求和城乡关系变化规律，顺应广大农民对美满、幸福生活的向往，按照生态宜居、产业兴旺、乡风文明、治理有效、生活富裕的总要求，为"三农"工作提出了重大决策部署战略，也为新时代乡村的发展指明了方向。

2018 年，中央一号文件提出，要坚持人人尽责、人人享有，按照抓重点、补短板、强弱项的要求，围绕农民群众最关心、最切身、最现实的利益问题，一件事情接着一件事情办，一年接着一年干，把乡村建设成为美好幸福的新家园。这份谋划新时代乡村振兴的顶层设计，更是对农民群众的健康保障有了全面的部署。

无论是在新时代对未来乡村日趋完善的构建蓝图中，还是乡村振兴步伐日渐朝着惠民的方向稳健迈进的前提下，健康场景的命题都越来越得到人民群众的关注。持续推进健康场景，极大改变了浙江农村地区的基层健康设施、体系的面貌，是未来做好共同富裕与乡村振兴的关键衔接。

2. 浙江省有关未来乡村健康场景的积极响应

（1）乡村未来社区的健康场景

为响应乡村振兴战略和 2018 年中央一号文件《中共中央国务院关于实施乡村振兴战略的意见》推进乡村健康建设的号召，浙江省政府于 2019 年 3 月正式开展"未来社区"试点建设工程，以和谐共治、智慧智能、开放共享为内涵特征，以美好生活为中心，全面构建以创新未来健康、教育、邻里、创业、建筑、交通、低碳、服务和治理九大场景为重点的新型社区集成系统，实现"人本化、生态化、数字化"三维目标，打造具有幸福感、舒适感和未来感的新型城市功能建设单元，为解决乡村振兴有关未来乡村健康场景这一新时代命题提供了浙江方案和浙江智慧。

乡村健康场景作为新时代未来乡村社区建设中重要的九大场景之一，为未来乡村健康的构建提供了崭新视角的实施方案。

健康场景的构建以"微改造""翻新建设"为主要的建设措施，更新、完善、维修乡村荒废、落后的健身设施、运动场地等，并辅之以重新构建运动共享空间，如健身广场、休闲公园、篮球场、游泳馆等。其中，着力因地制宜完善、丰富乡村健康系统来更好地实现乡村青少年群体对于健康运动的新体验，如智慧篮球场。

此外，还包括开展适应中老年群体的乡村健康数字测评和健康运动。

因地制宜地设计乡村慢行系统，构建 5 分钟步行可达环形绿道网，建设独立球类活动场所 2 种以上，鼓励村集体组织开展体育活动和比赛。建立居民全生命周期电子健康档案，建设 5G 网络诊疗平台和智能化终端服务系统，配置 AED 紧急救援设施，提升乡村卫生室功能，实现 20 分钟医疗圈全覆盖。开展智慧健康养老服务试点，建设老年人照料中心，构建助老服务志愿组织，组织老年人社团，打造老年友好型未来乡村。

（2）全省全民健身活动的积极开展

浙江省对全民健身的重视还体现在健身计划的不断规划与落实中，具体表现为两个全民健身计划的拟定和首个"一网三端"的服务平台的搭建。

早在 2016 年，浙江省人民政府就发布了《浙江省全民健身实施计划（2016—2020 年）》。在完善的全民健身公共服务体系基本形成，全民健身工作的落实取得显著成果，广大人民群众身体健康素质持续提升的坚实基础之上，该计划为切实推进全民健身事业的深刻落实，全民健身运动更加广泛地开展，全民健身公共服务体系更加健全完善、深入惠及全省人民做出了积极贡献。

基于过去 5 年全民健身活动实行的卓越成效，浙江省人民政府为实现未来 5 年新时代全民健身的高质量发展，着力解决全民健身需求不平衡不充分的问题，更好地满足广大人民群众对体育健身服务的需求，助力共同富裕示范区和健康浙江，特制定了《浙江省全民健身实施计划（2021—2025）》。

除了浙江省人民政府政策上的大力支持作为健身计划落地生根的丰富营养，"一网三端"的服务平台也让全民健身具有了遍地开花之势。

2018 年，由浙江省体育局主办、黄龙体育中心建设运行的浙江省全民健身公共服务"一网三端"平台已正式上线。其中"一网"指的是浙江省全民健身公共服务网（www.zjsqmjs.com），"三端"包含手机 iOS、Android 两个应用端和微信公众号一个服务端。整个平台旨在通过打造公共服务类体育综合平台，将最新的通知公告、各类活动报道的第一现场，在第一时间完成整合推送，为百姓提供最丰富、最及时的体育新闻资讯。与此同时，搜集全省优质体育场馆和健身活动的信息并第一时间推送到居民手中，实现居民足不出户就可享受在线订场、报名等高效、优质的体育服务。

该平台主要以健身基础设施、全民健身活动组织、健身活动指南以及志愿服务、科学健身指导 5 个方面为核心内容提供全民健身服务，集成了国民体质预约监测、活动赛事报名、智慧场馆预约、体育指导员信息检索、科学健身的指导、全民健身服务设施 GIS 服务等系统功能，形成集"指导服务、科学管理、数据统测、决策辅助"四位一体、管理和服务相结合的全民健身公共信息服务体系。除此之外，健身体育服务的完善性主要体现在该平台的专业机构部分及评价体系的引入，浙江省的居民能够免费实现在线体质监测和评测，了解关注自己的体质健康状况，时刻关注身体健康的变化。而平台还通过联合权威专业的体育机构、体育健身俱乐部，邀请社体指导员、相关专业志愿者、健身运动达人等共同拍摄科学健身的教学、指导视频，方便广大群众实时在线学习科学健身知识。

浙江省体育局相关负责人表示，该平台上线以后，已然成为各级体育部门服务健身人群的一个便捷窗口。平台将全省的体育机构、体育俱乐部与市民紧密地连接在一起，让各种体育资源实现联动与整合，为城乡居民提供更加细致、更加丰富的服务。

（二）社会主义制度优越性的客观呈现

未来乡村健康场景的落实与构建离不开一切政治、经济、文化等综合力量的融入。而这也正是社会主义制度优越性最具客观的呈现。

1. 集中力量完善公共健身体系

这一优越性率先呈现于一直以来我们政府能够集中一切可集中、可调动力量来健全优化健身体系。具体表现在以下几个方面。

第一，健全了未来乡村健身服务标准体系。在切实落实乡村健康场景的过程中，政府以标准化来规范和引领全民健身发展。尤其是在运动健身服务尚未形成一定标准体系的乡村地区，这一点尤为重要。

浙江省政府以标准化规范来引领全民体育运动，其工作的主要内容涵盖了逐步完善、落实国家全民健身公共服务标准，逐级逐步地推进实施《浙江省体育现代化乡镇（街道）建设规范》《大中型体育场馆智慧化建设和管理规范》等地方标准。除此之外，还探索制定、明确划分全民健身重点领域的相关标准，以确保标准的适应性和包容性；鼓励体育社会团体积极参与标准的制定，提高标准制定的民主性和多元性。相信未来乡村健康场景服务的标准体系的建立、健全，会为后续健康场景的全面落实与开展迈出关键性、实质性的一步，解决乡村健康"危机"的燃眉之急。

第二，优化了未来乡村公共健身制度体系。加强贯彻落实《浙江省公共体育设施管理办法》等政府规章，研究制定设立健身气功站点许可告知承诺实施办法，推进乡村社会体育指导员队伍的建设，完善基层体育委员工作制度等规范性文件，进一步确保全民健身的基本公共服务覆盖全村、兜住底线、均等享有、惠及全民。

第三，提升了未来乡村科学健身指导体系。加强乡村全民运动健身队伍建设。浙江省政府通过宣传引导，鼓励退役运动员、教练员、体育教师、健身达人等专业人才积极广泛地参与和推广基层体育委员工作制度。全面开设乡村社会体育指导员的"星火工程"，积极打造乡村社会体育指导员"百千万"的骨干队伍。与此同时，加强推广应用社会体育指导员指导服务系统的搭建，建立各地一对一的服务质量评价机制，优化等级制度，完善激励机制，着力提高社会体育指导员指导率、参与率。最终尽快构建基层体育委员组织网络，促使乡村社会体育指导员指导率不断提升。

第四，创新科学健身指导服务的供给机制。制定开展乡村社会体育指导员专项技能和业务知识培训计划，增加开展乡村社会体育指导员专项技能和业务知识培训的频率。以线下科学健身动作指导与线上科学健身知识培训相结合的方式，推进科学健身知识讲座、健身技能培训、运动赛事活动的组织，因地制宜地普及健康理念、健身方法、运动技能，实现"送体育下乡"等活动进镇村、入社区。

第五，健全未来乡村村民监测常态化的工作模式。大力地推广实施《浙江省3—69周岁公民体质评价》标准，并在健全省、市、县（市、区）三级体质监测网络的前提下，为乡村不同人群提供标准化体质测试服务，积极建立村民个人运动健康档案并给予运动建议。率先提高《国家体育锻炼标准》在未来乡村的普及率、覆盖率、达标率以及优良率。

2. 提高效率优化公共健身设施

除了要集中力量完善未来乡村的公共服务体系，提高效率优化未来乡村的公共健身，这一惠民举措也充分映射了我国社会主义制度的优越性。

第一，促进了乡村健身场地设施的增量提质。未来乡村的建设在空间规划时要统筹考虑各地乡村的体育用地布局,制定实施公共体育设施专项规划。因此,为实施全民健身体育场地设施建设"普惠工程",浙江省体育局正在编制健身设施补短板的 5 年行动计划,旨在集中财力、人力和物力增加室内全民健身场馆建设比例,优先建设贴近城市、乡村社区的方便可达的全民健身设施。与此同时,还大力规划在可利用的空闲区域也增设镶嵌式体育设施,如在体育公园、绿地、沿江河湖及高架桥下等区域,对各类小型多样的体育健身设施进行合理适当的布局。不仅如此,还在乡村实施"点单式"与"分配制"相结合的建设模式,如充分利用文化礼堂、祠堂等场所增加乡村地区体育健身设施供给,从而大力提升体育场地设施建设区域特色和使用效益。

第二,提升了乡村健身场地设施智慧化水平。浙江省人民政府将通过实施大中型公共体育场地智慧化改造工程,大力提升运营效率。在乡村普及推广使用智慧健身器材,鼓励引导社会力量投资、研发智慧场馆管理系统,建设分布于城乡社区或者城乡接合处的智慧全民健身中心、智慧健身场馆。将现代化信息技术融入体育场馆活动开展、体育赛事预订、与体育赛事活动相关的信息发布、体育场馆运营管理服务等方面,提高体育场馆的使用效率,同时发挥现代化信息技术在健身步道建设、体育公园建设中的作用,提升体育场馆设施的智慧性。积极参与乡村未来社区建设,推广装配式健身设施。

第三,优化了乡村健身场地设施管理运营。乡村健身场地设施的管理运营,基本处于相对空白、欠缺的状态,全民健身场地设施建管模式亟待完善与突破。目前,政府体育相关部门正在支持乡村公共体育场馆专业化、社会化运营,加快规范乡村公共体育场馆委托运营模式。同时,进一步丰富公众体育场所健身器械,并给予健身场所运营方一定开放补贴,使其对乡村居民实施低收费或者免费政策,激发乡村体育爱好者的锻炼热情,进而提升乡村居民的健康水平。与此同时,政府主管部门要鼓励各乡村中切实符合向外开放标准的学校体育场馆,尽可能对外开放,进一步满足乡村群众健身需要。

3. 深化改革，构建全民健康社会

面对未来乡村社区这一顺应时代发展而产生的新事物，未来乡村健康场景始终革新发展理念，创新发展模式，努力成为新时代全面展示中国特色社会主义制度优越性的重要窗口之一。

第一，推进了乡村健身数字化改革。提升乡村体育公共的服务信息化、智能化水平，坚持"整体智治"理念，实施数字体育"引领工程"。其中包括集中化整合健身场地，赛事活动、健身指导、体质测试等惠民便民事项，再配合接入"浙里办"和支付宝等平台，实现线上线下双管齐下的公共体育"一站式"服务应用于乡村健康场景。

第二，进一步深化了社会力量办乡村体育的改革。完善社会资本进入乡村健身领域的政策和措施。支持社会力量参与建设乡村健身设施，鼓励公共体育场馆引入社会专业机构进行运营管理。建立健全体育赛事活动多元化投入机制和多样化运营模式，完善以市场化为主的办赛机制。与此同时，加强体育社会组织网络建设。进一步实施体育社会组织"培根工程"，使得市、县（市、区）两级体育总会实体化率达到50%，促进县（市、区）"1+25"组织模式（1个体育总会和25个以上在民政部门登记注册的体育社会组织）和乡镇（街道）"1+8"组织模式（1个体育总会工作站和8个以上备案的体育社会组织）的全面性、多层次的覆盖。还计划利用政策引导、资金扶持等措施，使在民政部门登记注册或在乡镇（街道）备案的体育社会组织增加到2万个。鼓励引导、支持青少年体育俱乐部、社区健身俱乐部、健身团队等自发性群众体育组织建设。最后，完善政府向体育社会组织调配资金收购服务机制。实施业余运动等级评定制度，建立体育社会组织信用评价体系，探索开展设立专职秘书长和组建经营实体试点等工作，充分发掘、发挥体育社会组织在全民健身活动中的促进作用，增强体育社会组织创新活力。

（三）贯彻以人民为中心的发展思想

基于"运动+"视角看乡村未来健康场景的方案，不难发现，它全面

贯彻落实党的十九大精神，始终依据"健康中国"的战略布局以提高人民身体素质、提高健康水平标准为总体要求，以最大化满足人民群众日益增长的多元化健身需求为出发点和落脚点，充分体现了以人民为中心的发展思想。

1. 日益满足全民高涨的健康需求

人民对美好生活的向往，是党和国家始终不懈努力的奋斗目标。在新中国成立后 70 周年的社会主义建设和改革发展的伟大历史进程中，全民健身运动作为我国体育事业最重要组成部分之一，无疑是全面提高国民身体素质和健康水平、服务社会发展大局的关键角色、重要步骤，在"全心全意为人民服务"的宗旨下走出了一条开拓创新、艰苦奋斗、奋发有为的日渐满足全民高涨的健康需求的道路。

早在 1952 年，毛泽东同志为中华全国体育总会成立题词"发展体育运动，增强人民体质"，新中国体育事业发展的指导思想和根本任务就已被确定，而以"增强人民体质"为目标的多项措施也先后出台。1954 年颁布的"劳卫制"更是明确提出"努力锻炼身体，使自己成为优秀的祖国保卫者和社会主义建设者"的目标和口号，并于中等以上学校、工厂、军队中推行。自改革开放以来，全民健身工作也得到了不断加强和发展。《中华人民共和国宪法》于 1982 年修订通过，以根本大法的形式制定了从群众体育方面来促进人民身体素质增强的目标。1995 年 6 月，国务院颁布《全民健身计划纲要》，这标志着全民健身计划开始正式实施。1995 年《中华人民共和国体育法》的颁布实施更是从国家法律法规层面指出了体育融合发展的道路，通过深入宣传与切实提升相结合的方式，依托全民健身活动的平台，进一步加快推动体育事业持续健康地发展。

2020 年 9 月 22 日，习近平总书记在京主持召开教育文化卫生体育领域专家代表座谈会并发表重要讲话，就"十四五"时期经济社会发展听取意见和建议。他强调，党和国家高度重视教育、文化、卫生、体育事业发展，党的十八大以来党中央就此作出一系列战略部署，各级党委和政府要抓好落实工作，努力培养担当民族复兴大任的时代新人，扎实推进社会主义文化建设，大力发展卫生健康事业，加快体育强国建设，推动各项社会事业增添新动力、开创新局面，不断增强人民群众获得感、幸福感、安全感。①2014年，国务院印发的《关于加快发展体育产业促进体育消费的若干意见》将全民健身上升为国家的重要战略之一。2015年10月，推进健康中国建设任务上升为国家战略。截至2015年，我国经常参加体育锻炼的人数比例已达到33.9%，达到《国民体质测定标准》合格以上人数比例超过90%。有数据显示，全民健身公共服务体系不断健全，全民健身与全民健康融合发展。

2016年，有关全民健身公共服务体系建设、体医结合等的具体规定在《"健康中国2030"规划纲要》中有了具体阐述；同年，《全民健身计划（2016—2020年）》也详细补充、说明了全民健身在国家经济社会发展中的关键作用。随后公布的《健康中国行动（2019—2030年）》，更是将健康中国战略的发展理念和具体要求融入了人民群众日常生产、生活的各个方面，为全力促进全民健身和全民健康的深度融合、高度协调搭建了"路标图"。至此，全民健身真正成了当之无愧的幸福工程、民生工程。

而到2025年，计划基本建成与高水平推进社会主义现代化建设和"共同富裕示范区"建设相适应的现代化全民健身公共服务体系，推动全民健身公共体育服务朝着协调性、规范化、智慧化的方向和标准发展。着重实现体育健身设施覆盖城乡，缩小城乡差距，激发体育社会组织的活力，鼓励体育赛事活动全民参与，广泛普及科学健身指导，便捷应用智慧健身管理。

不久前，国务院办公厅印发的《体育强国建设纲要》提出明确要求，到2035年，全民健身将更便捷、更智能、更广泛，经常参加体育锻炼的人口比例达到45%以上，而人均体育场地面积应达到2.5平方米，城乡居

---

① 习近平主持召开教育文化卫生体育领域专家代表座谈会强调 全面推进教育文化卫生体育事业发展 不断增强人民群众获得感幸福感安全感 [EB/OL].(2020-09-23)[2022-02-08].http://jhsjk.people.cn/article/31871319

民达到《国民体质测定标准》合格以上的人数比例超过 92% ；针对青少年的体育、健身服务体系更加健全，让他们的身体素质显著提升，健康状况明显改善。

2. 切实为实现全民健康保驾护航

有了政策文件的大力支持，相关政府始终坚定地秉持创新、协调、绿色、开放、共享的多元发展理念，贯彻落实以人为本、创新改革、多元融合、求真务实的工作原则，严格遵守"脚踏实地，与时俱进，实事求是"的工作准则，扎实推进了六大重点工程，为切实保障全民健康的切身权益做出了积极贡献。

第一，全民健身体育场地设施建设"普惠工程"。该工程是浙江省为进一步构建特色鲜明、覆盖城区、功能完善、可持续发展的全民健身公共服务体系而提出以打造城乡社区"10 分钟健身圈"，高质量推进行政村体育健身设施全覆盖为主要内容的项目工程。所谓"10 分钟健身圈"是指群众出门 10 分钟就能够看到健身器材、健身设施，享受健身的便利，实现群众健身的生活化。同时还要发挥引导群众参加健身组织，开展丰富多彩的群众体育活动的重要功能，为广大群众提供科学健身服务。最终目的是为居民构建一个立体的、多元的、便捷的全民健身公共服务体系。

该工程的建设指标如下：全省全新建造省级健身中心 15 个，完善、建设体育公园，包括体育设施进公园的工程 250 个，足球场（含笼式足球场）250 个、村级全民健身广场 300 个、社区多功能运动场 1000 个、百姓健身房 3000 个。

第二，体育社会组织"培根工程"。该工程是浙江省为全面激发体育总会和体育社会组织内在活力的项目工程。其主要内容是构建覆盖城乡、富有活力的体育社会组织网络，推进体育社会组织社会化、规范化、专业化改革。通过不断地创新、创造体育社会组织体制机制，着力破解体育社会组织发展中的难点和堵点问题，持续不断地提高体育社会组织规范化、社会化、实体化和专业化的水平，从而提高体育社会组织承受、转接政府职能转移的能力和自我建设的能力。

该项目计划实现市、县两级体育总会实体化，县（市、区）"1+25"组织模式（1个体育总会和25个以上在民政部门登记注册的体育社会组织）全覆盖。全省登记注册和备案的体育社会组织达到2万个。获得社会组织等级评估5A级的体育社会团体达到120家以上，3A级以上体育社会团体覆盖率达到65%。健全法人治理结构，推进体育社会团体依法依规独立运行。

第三，社会体育指导员"星火工程"。该项工程是浙江省为进一步完善体育赛事、活动的激励机制，一方面充分激发社会体育指导员活跃程度，另一方面鼓励社会体育指导员服务入机关、入社区、入镇村、入学校、入企业，提高社会体育指导员的指导服务比率和群众的服务满意程度。项目工程以倾力建设社会体育指导员"百千万队伍"，保障社会体育指导员指导率不断提升为建设指标。

第四，青少年"春苗工程"。该项工程是浙江省为切实推进体育事业与教育事业融合发展，坚持健康第一的教育理念，推动青少年学科知识学习和体育锻炼互相渗透、互相促进的工程。工程内容聚焦于学生在校的运动时间和锻炼活动两个方面。旨在切实保障学生每天校内1小时、校外1小时的体育活动时间；帮助青少年熟练掌握2项运动技能，逐步养成终身锻炼习惯和锻炼意识。

第五，公共体育场馆服务"提升工程"。该项目工程主要是以全面推进大、中、小型公共体育场馆服务大提升，促进中小型公共体育场馆延伸扩面，落实全省公共体育场馆服务水平全面提升为主要内容，提升群众公共服务满意度的惠民工程。计划让全省公共体育场馆的服务能力、运营水平、场地条件、智慧水平得到全面提升，并向社会免费或低收费开放。该工程主要是实施便民服务提升、运营管理提升、公益服务提升等八项提升计划，实现服务供给更加特色化、群众健身更加便利化、便民服务更加人性化、场馆运营更加智慧化、运营管理更加专业化的"五化"要求，满足人民群众日益增长的健身需求。

第六，数字体育引领工程。该工程仅仅围绕浙江省人民政府"数字浙江"的战略部署，在一个体育大平台、一个体育数据仓、一个综合智能服务门户、四大核心业务应用"1114"总体架构下，加快推进数字体育建设，实现全民健身训练管理中信息技术的应用。

十二、浙江未来乡村健康
场景建设的现状

（一）现有健康场景建设的一般模式

1."数字赋能＋智慧运动"模式

浙江未来乡村以系统理念和数字化为引领，加快完善覆盖城乡、惠民利民的全民健身公共服务体系，满足广大人民群众日渐增长的多样化体育健身需要，创新为浙江高质量发展建设智慧化示范区发展模式。

首先，整合文化礼堂、村（社区）日间照料中心、村（社区）两委办公楼等区域设置，新建或改扩建基层健身运动场地，大力推广各类智慧型的运动器材与设备的应用，鼓励社会力量、基层群众组织投资智慧化设备，并做好开发、运营和管理，提高公共运动场馆的运营效率。

其次，因地制宜地实行各公共运动场地设施的智慧改造工程，建造大中、小型智慧化运动场馆，运用云计算等新技术来推进实现智慧跑道、智慧健身步道以及智慧篮球场等场地的建造与运营，切实引导运动者开展赛事记录，保障运动者享有智慧体育公园中人脸识别、智能存取包柜等便利服务。

2."互联网＋协同康养"模式

"互联网＋"的模式主要依托线上平台、手机 App，实现健身人群信息、健身场地使用信息的实时公布，为健身群众提供便捷的在线云服务，使体育锻炼变得更加透明、贴心，进而积极推动未来乡村健康场景的构建。如此一来，健身运动的数据壁垒便被打破了。

在打造未来乡村健康运动场景的同时，浙江省还将联合乡村未来社区其他场景，实现健康生活、科学运动的协同保障。如个人的运动处方被交互至社区健身中心，健身中心能够结合医疗智慧大脑提供的运动处方给出适宜的运动锻炼的建议；个人的运动处方被交互至老年活动室等文体运动场馆，可实现健康与文体的联动。App还将为辖区内托育机构、幼儿园、学校的儿童提供周期性生长发育监测服务，对肥胖、消瘦、近视等进行早期干预，做好预防。

引入"互联网+"模式的另一层意义在于，可以实现省、市、县、乡、村的健康场景数据互通，便于打造未来乡村健康融合体，实现未来乡村居民健康管理服务效率的整体提升。

3."精准管理+科学运动"模式

有5G加持的智慧健身器材与设备，具有收集整理、分析管理健身锻炼相关数据的功能，能够准确地检测人们不正确的运动动作、不科学的健身习惯。这些器材与设备还能结合系统中的检测报告，有针对性地提供专业运动指导，以可视化的教学帮助人们科学健身，提供个性化、专业化的服务。如此一来，不仅乡村居民可以实时检测到自己运动时的动作是否规范，运动健身理念是否正确，乡村社区的体育指导者也能实时调阅居民的健身运动数据和健康档案等相关数据。这为在线视频询问、乡村居民自助便捷观看健身指导提供了极大的便利。

（二）现有健康场景建设的实现因素

1. 全民健身的趋势所向

随着时代的发展与进步，人民群众不仅仅关注心智水平、道德素养和科学文化水平，还关注精神面貌、健康水平和身体能力。尤其是改革开放后，全民健身逐渐从最初的不被人理解蜕变为现如今的家喻户晓，已经发展成为最受群众喜爱的活动之一。伴随着中国已经步入了一个崭新的时代，全民健身也迎来了闪耀的黄金时代，它改变人们的生活习惯，进入社会的大文化系统。由此，人民群众已然不再满足于那些单一的、固定的、格式化的健身方式，越来越多的人倾向于文化内涵更为新潮和丰富的健身活动和运动方式。与此同时，城乡健身运动的资源与公共服务的均等化、开放共享更是被提上了议事日程。

因此，浙江省乡村未来社区健康场景的应运而生有利于缓和人民群众日益增长的运动健身需要和不平衡不充分的发展之间的矛盾，满足人民群众对健身运动的需求，推进新时代全民健身高质量发展。

2. 政策经济的大力支持

未来乡村健康场景能够切实落到实处少不了各级政府的组织与领导。除了颁布众多权威性的政策文件为切实保障全民健康权益保驾护航、指明方向，各级人民政府将积极建设未来乡村健康场景，把完善全民健身公共服务体系建设纳入国民经济和社会的重点发展规划、发展战略，并将其作为首要工作之一列入政府民生实事加以落实和监察，逐步形成部门联动、责任明确、分工合作、共管齐抓的健康场景工作机制。

未来乡村健康场景打造少不了资金的支持，各级政府应采取体育彩票的公益基金使用和鼓励与引导社会资本进入相结合的方式，为未来乡村健康场景打造提供切实雄厚的资金保障。

3. 高效严格的指导督查

浙江省应将未来乡村健康场景纳入经济社会发展核心指标体系，使各级主管部门成立未来乡村建设领导小组，建立督查督导机制，对各未来乡村建设试点的工作开展加强监督指导，借助新闻媒体等社会舆论力量加以监督，从而进一步确保未来乡村健康场景的各项计划得到有效实施。县（市、区）要制订本地未来乡村健康场景建设实施方案，对项目实施情况开展年度评估，根据项目实际进展，及时调整实施计划。将评估结果与浙江省未来乡村健康场景的模范试点创建工作相结合，确保未来乡村建设任务如期完成。

4. 乡村已有的基础设施

随着新农村、美丽城镇、美丽乡村等助力乡村振兴战略的积极开展以及全民健身计划的贯彻落实，浙江省乡村公共体育场地使用设施的建设已更加完善。各级各类体育设施已然形成布局合理、覆盖广泛、惠民惠众的网络化系统。基层体育健身设施的有关建设标准更加严格，所有县（市、区）建成全民健身活动中心，乡镇社区（行政村）建有快捷便利、实用实惠的基本公共体育健身设施。既加快了公共体育设施的优化提升工程，也改善了各地已有的公共体育设施的无障碍现状。"15分钟健身圈"的建设目标已经在城市社区和部分实际条件较好的乡村成功落实，并且实现了各类体育场地设施向社会开放，公共体育设施以及符合开放条件的各公办学校体育场地设施百分之百开放。城乡居民体育健身意识进一步增强，参加体育锻炼人数显著增加，其中每周参加1次以上育锻炼人数占浙江省总人口的55%以上，时常展开参体育锻炼人数比例占全省总人口的38%以上。

（三）现有健康场景建设的切实效果

1. 以用为本，落实场景应用

已有的乡村未来健康场景是面向广大人民群众而构建的"全民康养"未来健康场景，旨在倡导健康风尚，实现乡村居民"科学运动"定制化，本质上切实关注人民群众的切身利益和真实需求。但是由于未来乡村概念提出时间不久，在未来乡村健康场景中，仍然存在乡村居民健身氛围不强，健身设施与服务不够完善，健身方式方法不科学，健身场馆使用效率不高，健康多元化需求难以得到充分满足等诸多痛点。各级政府应采用以下几种方式来解决以上问题：

第一，与时俱进地运用好，例如微信、公众号、抖音等新兴媒体平台，利用其影响力和感染力激发乡村居民的健身热情，形成良好的健身氛围。

第二，以群众需求为建设导向，通过多种渠道广泛征集乡村居民关于健身的需求，根据需求结合乡村实际条件，制订可行性方案，力争构建乡村居民实实在在需要的健康场景。

第三，积极探索打造未来乡村健康网络服务平台系统，进一步添加体育健身电子地图，为乡村居民提供数字化健康服务。

第四，以科学研究为抓手，实现精准服务。各级政府应积极组织群众体育研究方向的相关专家、学者，开展构建未来乡村健康场景的课题研究，切实填补未来乡村健康场景研究的空白，为各级政府制定相关政策文件提供科学可靠的数据。

第五，省体育主管部门应积极开展送体育下乡活动，组织专业运动员对乡村居民进行科学健身指导，解决乡村居民健身方法不科学、健身效果不理想的问题。

只有积极解决目前乡村健康场景中的痛点，才能早日实现未来乡村居民人人可健身，人人想健身，人人会健身的状态。

2. 统筹协调，完善服务覆盖

各级政府为确保未来乡村健康公共服务稳健发展，应合理统筹协调、均衡地配置社会已有的公共体育资源，向乡村提供规范化、公平性的乡村居民健身公共服务，进一步促进全省乡村基础健身锻炼设施、健身锻炼活动、健身锻炼组织、健身锻炼指导等公众资源及服务要素的协调化、合理化配置，稳步推进乡村体育健身中心的升级工程和村级体育健身锻炼俱乐部等建设，继续加大对偏远乡村的扶持力度，尽量缩小城市与乡村以及各地区之间的差距。

3. 提速增效，实现人人获益

未来乡村的健康场景横向依托城市大脑，实现与多个部门的业务协同和数据互通，纵向依托健康大脑，实现与省、市、县、乡、村的业务协同和数据互通，初步建成健康融合体，实现未来乡村社区居民健康管理服务效率的整体提升。

未来乡村的居住者们可在健康场景中依托便捷的健身服务，获得健康生活、科学运动的幸福感与归属感；未来乡村健康场景的基层管理者们可凭借数字赋能减轻工作压力，实现高效率运营管理，提高服务的自豪感；基层医务人员可借助"健康大脑＋智慧医疗"获得精准研判的成就感；乡村未来健康场景的投资者们，能够在政府扶持体育发展专项资金的引领下依法享受税收优惠政策，获得安全感与满足感。

十三、浙江未来乡村健康
场景建设的问题

    未来乡村建设正如火如荼地开展着，然而由于开展时间短、乡村基础薄弱等多因素限制，未来乡村健康场景建设依然存在着一些亟待解决的问题，陷入了模式同质化、单一化，设施无区分、不适用，服务不专业、不持续等多重困境。

（一）模式同质化、单一化问题

    未来乡村建设是一个新兴命题，各地未来乡村建设仍处于探索阶段，没有成熟经验，可参考的样板少。而在相似理念的引导下，各地未来乡村健康场景建设纷纷趋向数字化与智慧化，以致各地健康场景建设的相似度极高，建设模式趋向同质化、单一化。

1. 处于起步阶段，参考样板少

    未来乡村作为乡村建设的新兴概念，人们大多将未来乡村理解为乡村振兴范畴内、衍生自未来社区概念的一种乡村表现形态。未来乡村的理念由未来社区理念和美丽乡村理念演化而来。2019年浙江省政府工作报告首次提出"未来社区"这一理念，并出台了《浙江省未来社区建设试点工作方案》，对未来社区的内涵、目标做出阐释：以满足人民美好生活向往为根本目的，以人本化、生态化、数字化为价值导向，勾勒出未来邻里、教育、健康、创业、建筑、交通、低碳、服务和治理九大场景，并启动建设试点。

此后，2022年1月21日，浙江省人民政府印发了《浙江省人民政府办公厅 关于开展未来乡村建设的指导意见》，对未来乡村的三化九场景做出了阐述，而在意见印发之前，浙江省杭州、温州、衢州等地就已相继启动了"未来乡村"建设的探索。杭州突出数字化改革重点，聚力打造邻里、文化、健康、生态、创业、建筑、交通、数字、服务和治理十大应用场景，旨在实现对乡村生产生活生态进行全方位、系统性重塑，使未来乡村成为全面实现乡村振兴的样品、高质量乡村建设的样板。在衢州，未来乡村规划建设的宗旨是以满足人民美好生活向往为中心，以数字化改革为牵引，以"衢州有礼"诗画风光带为主轴，围绕浙江未来乡村"三主五化十场景"建设要求，构建未来邻里、产业、教育、健康、文化、风貌、交通、低碳、治理、党建等重点场景，打造一批集自然味、烟火味、人情味、生活味、乡韵味、人文味、农业味、诗画味、科技味于一体的现代化、国际化的未来乡村样本。

相较于未来社区、美丽乡村建设而言，未来乡村建设是一项创新性、前瞻性工作，没有先例可循，目前也还没有较为权威或完整的定义。浙江温州在实践探索中，将未来乡村从广义上定义为美丽乡村建设的升级版，认为未来乡村是美丽田园、美丽环境、美丽经济、美丽乡村之上叠加的新形态。狭义定义为以村、镇和片区（跨镇）为单位载体，在"两带一园"的基础上，推进乡村发展空间布局有机更新，打造主题特色鲜明、主导产业突出、功能布局完善、公共服务健全、治理机制科学、区域边界合理、共同富裕坚实的未来乡村。目前，在未来乡村健康场景建设领域能够借鉴的经验较少，如何有效建构一个提升健康服务供给体系、有效满足当地百姓健康需求、保障村民身心健康的未来乡村健康场景，依旧是各地思考和持续探索的难题。

2. 套用建设模板，未因地制宜

在互联网大数据时代，数字化技术得以迅猛发展。数字化对浙江基层而言，并不是新事物。2021年1月，浙江省委办公厅、浙江省人民政府办公厅印发《浙江省数字乡村建设实施方案》。方案一经印发，在浙江乡村掀起了数字化风浪①，一场前所未有的"数字革命"在浙江大地推开，旨在以目标和问题为导向，以数字化赋能乡村振兴。在全球数字变革大环境下，作为将数字经济视为"一号工程"的浙江，2021年1月19日，浙江省委农村工作会议上省委书记袁家军强调浙江省要争当农村改革探路者、城乡融合先行者、乡村振兴排头兵，并持续以数字化撬动"三农"领域改革。浙江各地享受到了数字化带来的便利，在此基础上，未来乡村健康场景的打造也依托于科技赋能。

温州市山福镇驿头卫生室正式投入使用，作为全市首个"5G云诊室"，将为群众提供24小时的自助就医服务：从预约挂取号、慢性病复诊，到结算取药，都可以通过自助辅助医疗终端设备完成。医生在后台确认后，患者就可以到配药窗口取药。云诊室内还陈列着健康体测终端，患者可以自助检测血压、身高、体重、体脂等身体数据。杭州市西湖区长埭村未来乡村也将智慧医疗作为未来乡村健康场景的重要部分，当地居民可以运用健康检测一体机，检查血压、心电图、骨密度等项目。这些检查结果还会被及时打印成健康档案，相关数据也将实时传输到长埭村全民健康数字管理平台，为医生诊疗提供参考。纵观当前未来乡村健康场景建设蓬勃发展的态势，我们不难发现其中贯彻着追求"数""智"赋能，致力于数字化改革，进行数字化现代化建设的理念。在这一理念影响下，各地纷纷围绕"活力运动健身、智慧健康管理、优质医疗服务、养老助残"四大板块打造数字化场景。数字化和智能化成为"未来乡村"的共性。

然而在享受数字化带来便利的同时，未来乡村健康场景建设陷入了一

---

① 《浙江省数字乡村建设实施方案》发布 [EB/OL].(2021-01-09)[2022-02-08].http://www.cac.gov.cn/2021-01/09/c_1611770805483376.htm

味追求现代化信息化科技而忽视合理利用当地特色的误区。智能化设备的购置追求"多"和"新"，忽视了实际应用效果。场景设计缺乏规划，偏向于城市化建设，希望将乡村打造成一个先进城市的复刻品，致使场景内容和乡村本身的契合度不高，偏离乡村本土化特点。中国乡村原生态的风景对心灵的滋养作用，以及古朴纯真、恬淡静谧的自然慢生活对身心的养护作用并未得到高效实现。

（二）设施无区分、不适用问题

对于乡村而言，大多数行政村无资金积累和收入来源，未来乡村健康场景建设依赖于政府财政拨款，投入资金有限，器材采购量不足，所采购的器材也较为单一，设施无区分、不适用问题普遍存在。

1. 经济发展不协调，资源分配不平衡

并非所有乡村都有良好的区位优势、生态优势和产业优势，有些乡村对资本吸引能力不足，再加上自身产业发展的局限，经济较为落后。行政村获得的财政收入也难以应用于改善居民生活环境。乡村基础设施的落后阻碍了乡村健康体系建设，基础运动设施和医疗设备的现状难以与居民需求相匹配。各个乡村的健身器材普及力度也存在差异，在较为落后的乡村地区，设备的维修与养护也是一项难题，需要相关部门设置专项资金，合理统筹利用资源。

对于未来乡村积极建设的智慧场景来说，智慧健康场景相较于传统健康场景更需要大量资金的投入，经济发展的不充分不平衡势必会影响资源的分配。这种资源分配的不平衡主要体现在以下几个方面：

第一，年龄分区的不平衡。各农村社区现有的健身器材以双联漫步机、太极揉推器等设备为代表，多为老人健身设备。此类器材大多不适合儿童使用，甚至有发生意外的风险，全民健身场地缺少儿童滑梯、沙坑等运动设施。对于中青年而言，他们的运动区域也大多局限在篮球场，其他健身项目场地缺乏，难以唤起他们的锻炼兴趣。在医疗场景的建设中也多

以满足日常体检需要为主，针对婴儿、幼儿、儿童、少年、青年、成年、老年等不同阶段人群容易出现的健康问题，难以及时、准确地进行干预。

第二，身体健康与情感需求的不平衡。未来乡村健康场景提供的服务过于平淡，大多是为居民提供一个可供锻炼和娱乐的场所，以及提供日常体检。这些措施只停留在身体，而忽略了心理和情感需求。每个人在不同的成长阶段，面对的心理问题也有所不同。儿童阶段的正确心理发展，青少年阶段的健康人格形成，中青年阶段如何把握社会角色、合理平衡工作与生活，老年阶段如何正确面对衰老，适应淡出社会、子女离家的孤独感等，都需要得到有效的解决。

第三，各类体育项目建设不平衡。乡村健康场景建设多以室外项目为主，一些室内项目的建设有待完善，部分非对抗性项目的建设空缺也有待填补。这一现状使得乡村居民的健身锻炼在时间和空间上都受限。加强室内健身场地建设，丰富居民运动方式，推动群众体育蓬勃开展显然是非常有必要的。

2. 设施建设不规范，设备供给不充足

建设未来乡村智慧健康场景是一个整体工程，倘若缺少统一的标准会带来服务质量参差不齐、基础设施重复建设、资源利用率低下等问题。然而由于乡村基础设施建设落后，乡村基层医疗卫生机构环境简陋，用于重症监护和隔离防控的设施设备极少，关于传染病、地方特色病的专项设备也较为缺乏，需要加强乡镇卫生室的标准化建设。针对这一问题，温州市提出了规范化建设方案，给各地未来乡村健康医疗场景提供了参考。《温州市未来乡村健康医疗场景工作方案》指出，整合文化礼堂、村（社区）日间照料中心、村（社区）两委办公楼等区域设置，新建或改扩建基层医疗卫生机构。根据未来乡村建设类型，村域型未来乡村试点机构原则上在村卫生室（社区卫生服务站）实现未来健康医疗场景，镇域型和片区型未来乡村试点机构原则上在村卫生室（社区卫生服务站）或乡镇卫生院（社区卫生服务中心）实现未来健康医疗场景。

除了缺乏资金难以购置先进化设备之外，智慧医疗设备的供应不足也是未来乡村健康场景建设标准化的一个阻碍。智慧健康场景从搭建平台开始，都需要配合智慧终端相关的硬件才能实施。目前市面上智能健身器材和智慧医疗设备的生产厂家不多，标准和规范尚未建立，智能健身器材和智慧医疗设备生产行业仍处于野蛮生长环境中。生产标准不一导致生产质量也是参差不齐，给健康场景建设增添了不少麻烦，使用质量不好的器材也会给使用者带来安全隐患，危及身体健康。同时，各企业在产业化发展的道路上并没有获得有效的指导，只追求快速发展，而忽略发展过程中的重要细节。目前，能够提供全套解决方案的供应商非常少，如果从不同的供应商处购买平台和硬件，数据的匹配和对接也会增加时间成本和经济成本。

3. 规划设计不全面，居民需求不满足

《2030可持续发展中的健康促进上海宣言》重申："健康作为一项普遍权利，是日常生活的基本资源，是所有国家共享的社会目标和政治优先策略。联合国可持续发展目标为我们确立了在投资健康、确保全民健康覆盖、减少所有年龄段人群健康不公平现象的义务。"未来乡村健康场景建设也朝着全面全程全覆盖的方向规划，然而在实际应用中，这一全面全程全覆盖的服务和保障难以实现。

老年康养项目是未来乡村健康场景建设的重要模块，在规划设计中也处于重要地位。然而，老年人由于身体原因、智力原因、观念原因，对于各项智能硬件设备的使用和适应都有一定困难。在现有场景中引导性设备较少，大部分老年人难以自助使用智能化设备，容易造成医疗资源、护理资源、服务资源的浪费。

在整体设计蓝图上，对少幼人群、孕期妇女的关怀不足，这些人群适用的专业设备缺乏。实际上，儿童面临着严峻的健康挑战，例如营养不良、肥胖、龋齿、近视等健康问题，对其身心发展产生了负面影响，应该予以关注和重视。提供定期生长发育监测服务，对肥胖、消瘦、近视等进

行早期干预，这些措施需要及早提上日程。对孕期妇女而言，乡镇卫生院难以满足她们频繁的体检需要，而去城市里的大医院又有许多不便。

随着经济社会的发展和人们生活方式的变化，以高血压、糖尿病等为主的慢性病发病率呈明显上升趋势，在乡村这些慢性病也需要得到及时的预防和治疗。未来乡村健康场景建设虽能给予比较完善的检测，但后期的规范指导、科学用药、精细化管理还存在疏漏，对地方常见病的防治也还有待全面规划。

（三）服务不专业、不持续问题

未来乡村健康场景在投入应用后，给当地居民带来了便利，然后由于乡村自身的局限性，相关服务不够专业，在后期也难以持续。

1. 健康理念未渗透，宣传少

"健康素养"一词最早出现于论文"Health education as social policy"中，有专家将健康素养定义为"个体获取、理解并采纳做出正确的健康相关决定所需要的基本卫生信息及服务的能力水平"，世界卫生组织把健康素养作为公共卫生、健康教育与健康促进等医疗卫生工作效果的重要评价指标之一，与平均期望寿命、孕产妇死亡率、婴儿死亡率等健康指标一样，作为衡量国民健康水平的重要参考指标。通过健康教育提高居民的健康素养，是实现降低孕产妇、儿童死亡率，防治艾滋病，改善营养状况，加强烟草控制和改变不健康的饮食习惯等发展目标的重要策略及手段。公民健康素养包括了基本知识和理念、健康生活方式和行为、基本技能三方面内容。原卫生部 2008 年 1 月发布的第 3 号公告《中国公民健康素养——基本知识与技能（试行）》提出了中国公民必须掌握的 66 条健康素养要点。2009 年 12 月，原卫生部妇幼保健与社区卫生司、中国健康教育中心、卫生部新闻宣传中心公布了《首次中国居民健康素养调查报告》，当时中国

居民具备健康素养 ^① 总体水平仅仅 6.48%，经过 10 多年的努力至 2020 年。全国农村居民健康素养水平上升至 20.02%。虽然进步明显，但仍然难以掩盖乡村居民健康素养水平不高这一现实，这也是影响乡村健康场景建设的一个重大原因。一些农村家庭的健康意识依然很淡薄，对人居环境和卫生条件的要求较低，生活方式也难以从根本上得到改变。生活作息不规律、饮食不健康、不讲卫生的现象，在农村家庭依旧存在，甚至有些居民在患上慢性病之后仍然不注意调整自己的日常行为和饮食。这些病患家属也往往缺乏相关的医疗健康知识，对亲人的健康状况认识不到位，使得患者不良习惯难以得到约束，其病情因得不到足够重视而越来越严重。

不仅如此，由于对健康理念的认识不够透彻，只重身体健康，忽视心理健康的现象在乡村普遍存在。1948 年世界卫生组织成立时提出了健康的定义，它是指身体、精神和社会幸福的完美状态，而不仅仅是没有身体疾病。1990 年世界卫生组织进一步阐述健康是"在躯体健康、心理健康、社会适应良好和道德健康四个方面皆健全"。未来乡村健康场景的构建还应考虑居民心理健康、社会适应良好和道德健康，使其与躯体健康形成一个有机整体。

近年来，改善农村家庭卫生、改变村民不良卫生习惯和生活方式的责任大多由各地乡镇卫生院、村卫生室承担，现有宣传大多为医生叮嘱和随访，模式也较为单一。事实上，仅仅依赖于乡镇卫生院、村卫生室的宣传显然是不够的。健康保障的责任主体是多元的，需要个体、家庭、政府、社会的共同参与。个人是自己健康的第一责任人，要承担起健康责任，对自己的健康负责。家庭是维护健康的第一场所，需要努力营造良好的家庭健康氛围，保障家人健康。政府承担着保障国民健康的重要责任，要建立健全健康教育体系、国民健康保障体制机制，深入推进医药卫生体制改革等。社会需要通过营造良好的健康环境，积极发展健康产业，不断探索健

---

① 健康素养按 5 类健康问题进行分类，具体为：科学健康观、传染病预防、慢非传染性疾病预防（简称慢性病预防）、安全与急救和基本医疗，正确回答 80% 及以上健康素养调查内容的调查对象视为具备健康素养。

康服务模式等方面在保障居民健康方面发挥重要作用。这样从多角度全方位开展健康教育，帮助乡村居民更新健康生活理念，才能从根本上让未来乡村健康场景效用最大化。

2. 人才机制未成熟，持续难

乡村与城市在享受公共服务和文化生活等方面存在着不少差距，处于劣势的乡村难以留住优秀人才，面临着人才数量不足、流失严重、专业化水平低的困局。

一是乡村医疗人才不足。乡村的发展使其居民对医疗资源的需求也迅猛地增长，对优质医疗资源的争夺更加激烈。而乡村医疗服务人员以乡村医生为主，人员老化，而年轻人则普遍认为村医工资待遇偏低不愿意接班，导致人员缺口极大。当前乡村的专业医疗人才严重不足，各地严重缺乏全科医生，缺乏基本公共卫生服务人才和管理人才。

二是乡村体育人才缺少。乡村缺乏专业的体育工作者，在这一背景下，乡村中小型体育活动难以得到有效组织。乡村居民也缺少专业化的健身指导，健身设施也缺乏专业的维修服务人员，这些都影响了乡村居民参与体育运动的积极性。乡村居民健身缺乏科学性、普及性不够的现状又特别需要体育乡土人才发挥作用，来促进乡村居民运动场景的实现，因此，吸引、培养专业化的体育人才迫在眉睫。

三是乡村复合型人才缺乏。智慧场景建设集合了信息、医疗、服务、金融、教育等多个领域，但全面了解各项领域的复合型人才少之又少，相关人才缺乏。由于我国智慧医疗和智慧运动行业尚处于一个起步阶段，缺少专业团队和专业人员的技术和管理支持，难以解决项目推进过程中遇到的专业技术问题，行业的专业化水平不高。

如何破解乡村专业人才缺乏的局面，是建设好未来乡村健康场景必须回答的问题。若要解决这个问题就必须完善人才机制。首先，要"招"才。乡村可以用好用足空余编制，推进乡村基层医疗卫生机构和体育服务机构公开招聘工作，可根据情况适当放宽学历、年龄等招聘条件，对急需的紧缺卫生健康专业人才可以采取面试、直接考察等方式公开招聘。其次，要"生"才。对于人才缺乏的状况，乡村可以深入实施特岗计划，通过地校合作、地企合作、地地合作方式，实现乡村紧缺人才定向培养，构建青年人才培养体系，支持优秀人才返乡，充实乡村健康人才队伍。三是要"留"才。人才只有融入当地才能扎根留下，因此需要完善分配、激励、保障制度，营造良好的环境，为他们提供必要的保障措施和配套服务，落实各项人才补助，逐步提高收入待遇。

3. 支撑体系未完善，运作慢

乡村服务支撑体系还不完善，未来乡村健康场景难以有效发挥作用，主要表现为以下三个方面。

第一，乡村管理体系不完善。当前乡村尚未建立完整的管理体系，各级职责分工不明确，缺乏日常监督和专项监督机制。乡村管理体系急需完善，可以从以下几方面入手。首先，加强监管、培训，完善各级人员管理办法，制定合理的管理制度。其次，完善专业人才认证体系，使专业人才获得有保障、相匹配的待遇。最后，采用结对帮扶政策构建培训体系，借助大平台对乡村服务人员进行培训，提高乡村总体区域的服务水平。

第二，乡村信息建设体系不完善。数字化发展在潜移默化中改变了乡村居民的生产和生活方式，然而当前未来乡村健康场景建设未能高效运用信息化红利，需要完善信息建设体系。首先，加强服务平台建设，促进医疗服务多维度全覆盖，完善线上体检、问诊服务。其次，积极推动数据共享，利用智能信息设备生成乡村居民档案，与各区各级医疗机构共享互通，积极推进城乡健康信息一体化，打造医疗卫生共同体，提高区域内资源的配置效率。

第三，乡村健康保障体系不完善。健康保障体系的完善与否直接关系到工作服务效率和乡村居民的切身利益。要完善乡村健康保障体系，最重要的是要加强党的领导，夯实保障力量。对乡村健康体系建设而言，需要各级党组织积极关注乡村工作的政策指向，推动干部储备、要素配置、政府投入向乡村公共卫生和基本医疗服务倾斜,加快补齐乡村健康服务的短板。除此之外,还要明确各级党机关干部的任务分工、具体职务,完善考核机制,使得"人人有事做,人人能做事",为未来乡村健康场景建设提供保障。

十四、深化浙江未来乡村
健康场景建设的对策

针对未来乡村健康场景建设的问题，笔者提出了如下对策。

（一）因地制宜，个性化布局

解决未来乡村健康场景建设模式同质化、单一化问题，需要从根本上入手，结合当地自然条件、社会现状，因地制宜布局，在规划时突破模式的拷贝，进行创新规划。

1. 布局需因地制宜

建设未来乡村健康场景的关键第一步，是规划先行，因地制宜，根据人群构成、地理区位、年龄结构、产业集聚等因素进行差异化的科学布局。

立足于现实需要，应该优先在距离居住人群较近、覆盖人口较多、设施供需矛盾突出的地区布局建设。在建设布局时要考虑各类设施的使用率，尽可能使场地得到最大化利用。以运动场景建设为例，应综合考虑区域内进行运动锻炼人群的年龄结构特点和活动项目喜好，因地制宜地建设能够满足各年龄段需要的多功能运动场景。相关部门在制定规划时，要实现区位资源互补，对成规模的生活片区，规划独立的体育活动中心或体育公园，让其兼具跑步、游泳、球类、广场舞等多种功能，同时避免运动噪声干扰居民区。当前乡村青壮年流失较为严重，留在乡村的人群以老年人、青少年为主。针对这一特点，在规划布局时应当多建设能够满足老年人和青少年儿童运动需要的设施及设备。在场景中还应动态思考，在满足当前需要的同时，考虑未来发展趋势，与常住人口总量、结构和发展趋势相衔接，满足乡村未来发展需要。

浙江属亚热带季风气候，季风显著，四季分明，年气温适中，雨量丰沛，空气湿润，雨热同期，气候资源配置多样，自然资源丰富。走过"绿色浙江"、"生态浙江"到"美丽浙江"之路，生态文明建设理念在浙江10年的建设实践中一脉相承，浙江乡村成了一道美丽的风景线。浙江大部分乡村群山起伏、竹海连绵、山泉淙淙、鸟语花香，自然条件优越，水资源和森林资源丰富，具有传统的田园风光和乡村特色，生态环境优势明显。在健康场景的布局上，应有机嵌入绿色生态环境，依托乡村的特色资源，以健康产业为核心理念和驱动，充分利用乡村自然环境打造健康场景，促使乡村居民回归自然。

2. 规划需突破创新

未来乡村健康场景的规划应当打破传统模式的桎梏，有所创新。具体表现在以下方面：

第一，创新运动形式。村集体可以组织篮球赛、乡村运动会等活动，以体育运动的趣味性，带动乡村居民参与体育运动的积极性。同时，结合乡村社区内的积分奖励机制，鼓励乡村居民积极参与体育锻炼，养成良好的锻炼习惯。

第二，创新运动项目。多样化的户外运动项目能够满足参与者的个性化需求。青少年更倾向于趣味性较强的运动，并且由于其体力充沛，对外界事物的好奇心强，对运动量大、较为刺激的项目更易于接受。老年群体则受限于自身体力，更倾向于舒缓放松的项目，故而多选择散步、游览等运动。

第三，创新健康服务。融入未来乡村康养服务，推进"互联网＋康养"服务功能全覆盖。依据群体划分，规划中老年康养、妇孕婴幼康养和青少年康养三个阶段层次。中老年康养产业多注重对老年人的身体健康检测和身心疗养，在设计布局时多考虑慢性病管理、身体健康检测、医疗旅游、营养膳食等相关产业。妇孕婴幼康养包含医疗保健，如产前检测、产后恢复、胎儿早教、小儿推拿、妇幼膳食、益智玩具等围绕妇孕婴幼群体的康养产品。针对青少年群体的身心发展状态，其疗养类项目多围绕心理咨询、运动健康等方面开展，如健身赛事、心理诊疗等相关产品与服务。

（二）以人为本，适用性建设

解决未来乡村健康场景建设中设施无区分、不适用问题，需要以人为本，运用创新服务模式、供给优质资源，突出适老助幼、实现全面覆盖等多项措施。

1. 创新服务模式，供给优质资源

对未来乡村健康场景建设来说，首要的任务应该是让乡村居民尽可能方便地获得预防性保健服务，并规范医疗服务的质量，这就要创新服务模式。

第一，完善就诊服务，提供多种渠道来办理就诊手续。在医疗场景内尽可能借助数字化设备，为乡村居民提供网络预约、线上就诊服务。同时为方便乡村居民就诊，积极建设线上信息共享平台，使居民在家就能在平台上查询相关信息，获取就诊报告。针对中老年群体使用难的困境，在规划医疗场景建设时可注重电话挂号服务的运用，在线下配备指导员，指导就医。推动通过身份证、社保卡、电子医保凭证等多介质办理就医服务，鼓励在就医场景中应用人脸识别等技术。

第二，加强医疗队伍建设，提高乡村医疗人员专业化水平。要规范医疗服务，应从人才这一基石入手。乡村医生队伍是构建乡村医疗健康体系的核心力量，首先要提高医疗队伍的专业技术水平，通过高校和城乡医

院的对口帮扶，为乡村现有医生提供就业再指导，提供医疗进修，以提高本土医生的专业化水平。其次，要提高乡村医生的福利待遇，完善奖励机制，引导乡镇医生创新服务水平，提高服务积极性。最后，鼓励区域医疗人员的流动，鼓励城市医生下乡帮扶。

第三，加强老年人群的智能化产品使用培训。针对老年人难以自助使用科技产品的问题，乡村委员会可邀请相关培训机构进行专题培训，发放简单的使用手册，运用示意图和通俗易懂的语言帮助老年人了解智能设备使用方法。依托老年大学和养老服务机构，开展线下教育，指导老年人群使用智能化设备，提高老年人利用信息化产品的能力。未来乡村健康场景中设置专门的志愿服务岗位，通过现场展示、实时讲解、针对性答疑来突破使用难这个最后一关。

2. 突出适老助幼，实现全面覆盖

未来乡村健康场景要想提高适用性，做到适老助幼、实现全面覆盖，可以从以下几个方面入手。

第一，实施适老化建设。运动健身区域应配备专业指导人员和安全员，保障老年人的运动安全并提供专业的运动指导。利用智能化设备及时反馈运动数据及生理变化数据，科学指导健身。在医疗场景布局时完善日常健康监管服务，通过社区、家庭、医疗机构三方合作，以身体健康检测、医疗咨询指导、慢性病针对性治疗、完善药物配备物流等方式共同助力老年群体的健康服务体系建设。

第二，坚持普遍适用与分类推进相结合的原则，结合实际问题给出解决策略。针对突出共性问题，采取普遍有效的解决策略，高效解决问题。对于个别问题，结合乡村居民的年龄特点、文化水平、日常生活习惯，有针对地提供解决方案，在实际实施过程中不断协调，加以修正，形成满足全方面群体、多方位角度的医疗健康协同体。

第三，智能创新实现全面覆盖。推进基层疫情闭环管理、慢病闭环管理和一老一小闭环管理向村级延伸。继续推行"高血压、糖尿病'两慢病'

五色一图一指数"模式，实现未来乡村"两慢病"全周期、全过程数字化健康管理服务全覆盖。做实做细家庭医生签约服务和基本公共卫生服务，拓展家医助手 App、母子健康手册、"E 护士"、互联网医院等平台应用，开展数字家医、预约诊疗关怀等数字医疗服务。实现基层疫情有"筛查"、慢病全周期有"管理"、老年人和儿童有"服务"的全周期闭环健康服务。

（三）专业指导，持久性服务

面对未来乡村健康场景服务不专业、不持续问题，应将更新乡村居民生活理念、培养专业人才、推动体系支撑等多项措施并举，助力未来乡村从根本上获得发展动力。

1. 开展健康教育，更新生活理念

上海胡锦华健康教育促进中心创始理事长、上海市人民政府原参事胡锦华先生倡导，要让健康教育"落地"，也就是说健康教育不能仅停留在各种形式上，而是要"入耳""入脑"，更新生活理念，着力于养成健康的生活习惯与生活方式，最终落实在日常生活的自觉行动上。

首先，要做到"入耳"，注重开展普及教育，深入开展立体式宣传。组织专家学者进行健康知识讲座，鼓励基层医疗卫生机构和家庭医生团队动员宣传，帮助乡村居民学习日常卫生知识。同时，可以对当地退役运动员和体育爱好者进行集中培训，使之胜任健康运动宣传任务，更好地为群众提供科学健身指导。针对"疫情常态化"防控，提早谋划线上、线下相结合的科学健身指导工作，努力让更多居民共享科学锻炼成果，培养正确运动方法，形成健康运动习惯。针对慢性病成因，制订合适的锻炼方案，以及督促养成健康的饮食作息习惯。

其次，做到"入脑"。从个人做起，每个居民都要承担起保障自身健康的责任。卫生部门要积极开展家庭健康讲座，帮助每个家庭培养懂卫生知识的引导人，从居民身边的小事入手，让大家养成好习惯。这个引导者要能掌握较多的慢性病防治知识和技能，能承担起家庭教育、健康生活

指导的责任，对家人进行点对点健康交流、面对面的健康指导，突出针对性、实用性、操作性，从而让全家都有良好的卫生习惯，摒弃不良的生活方式。

最后，要求人人投入场景，注重群众在未来健康医疗场景中的自主性，调动未来乡村居民参与场景建设的积极性和主动性，自觉地养成良好的生活习惯。

2. 培养专业人才，实现科技赋能

加快培养专业人才，首先需要紧抓乡村现有人才，对有能力、有兴趣的乡村居民进行集中培训，由相关政府部门开设培训班进行集中指导，对学员定期考核，考核合格后发放合格证书，使之能胜任简单工作，减轻专业人员紧张的现状。其次，需要依靠社会现有力量，动员专业机构进行帮扶，传递先进理念，传授成熟模式，让机构中的专业人才进行结对，实现专业下乡。最后，借助高等教育资源培养专业人才，与当地大学、职业院校开展合作，开设相关专业，有针对性地培养人才。

数字基础设施的完善为健康场景建设奠定了良好的基础。但技术进步在给人们带来便捷性的同时，也引发"技术鸿沟"问题。在健康体系建设中，应当帮助居民掌握、使用移动互联网科技产品，在技术开发层面更多考虑操作的便利性，使大部分人群能均等享有技术进步带来的益处。同时，应当运用大数据、人工智能等技术手段，推进未来乡村健康建设，开展远程问诊，让村民足不出村就能享受省级医疗专家面对面诊疗服务。一直以来，不同医疗机构、地域之间的健康数据存在壁垒，为社区居民健康管理带来困难，各地各级居民健康数据的互联互通已被提上日程。先进科技不仅提升了基层医疗机构的服务能力和医疗服务效率，也减轻了基层医务人员的工作压力，有助于初步建立健康融合体，实现未来乡村居民健康管理服务效率的整体提升。

3. 推动体系支撑，鼓励社会参与

建设多层次全方位的保障体系是未来乡村健康场景可持续的基本保证，鼓励社会力量参与是提高未来乡村健康场景持久性的内在要求。因此，在未来乡村健康场景建设中必须始终将"推动体系支撑，鼓励社会参与"作为一项重要任务来看待。

第一，建立慢急体系支撑。具体做法包括：加快农村卫生室规范化建设提质升档，充实全专融合型家庭医生团队，发挥基层卫生组织作用，打造"15 分钟医疗服务圈"。推进建制乡镇卫生院（社区卫生服务中心）提档达标建设，发挥区域中枢作用，实现"常见病、多发病等不出镇"。整合县域医疗卫生资源，发挥县域医共体建设和城市医联体建设县域龙头作用，打造全专联合门诊、标准化慢病管理中心等健康管理阵地。推进未来乡村智慧急救站全覆盖，打造多种途径"一键呼救"、保障患者得到及时救护和诊断。

第二，指导体系保障。成立由医疗专家组成的指导组，不定期对基层卫生组织进行指导；以了解需求、解决问题、推动场景为导向，围绕未来健康医疗应用场景内容，充分发挥卫生健康专业技术优势，强化未来健康医疗场景在未来乡村的进一步应用；对场景机构提出的需要协调解决的问题和困难，要认真梳理汇总、分类处置，及时帮助解决，切实提高联系质量，进一步推动全市未来健康医疗场景应用顺利实施。

第三，推动健康体系对话。将未来乡村健康医疗场景应用纳入基层卫生服务体系，组建未来乡村健康医疗场景应用工作专班。卫生健康部门要主动作为、积极争取，与其他部门尽力保持沟通协调，争取要素保障，制定健康管理导向政策。指导试点地区建立医联体"总额预付、节余留用、合理超支分担"激励约束机制，实行更大差异化的医保支付政策。指导试点地区建立紧密医疗共同体，适时出台专项指导意见，明确权责界定、绩效考核、利益共享与风险分担机制等。统筹建设省级卫生健康信息应用网，推进各类健康数据联通；指导试点地区建立"互联网＋"智慧健康管理

云平台，强化居民电子健康档案应用。

第四，鼓励社会力量参与。一方面，增大传播力度，促进社会共识。健康扶贫应当是全社会的公益行为，仅有医疗卫生界专业人士、履行社会责任的企业与爱心人士的参与是远远不够的，应当通过加强组织领导，动员社会广泛参与，切实助力居民普及健康知识、树立健康意识、参与健康行动、提供健康服务、健全支撑体系、注重宣传引导，实现促进乡村全民健康的目标。另一方面，结合现有政策，制定鼓励社会力量参与社区医疗、健康及养老服务的专项政策。

结　语

　　未来乡村是基于绿色、健康、可持续、田园栖居，依靠数字赋能、改革创新，对乡村生态空间、产业发展、人居环境、基础设施、乡风文明、乡村治理等进行系统重塑，并叠加在美丽田园、美丽乡村、美丽环境、美丽经济之上的新形态，从而引领乡村新经济、新治理、新生活，主导乡村新观念、新消费、新风尚，催生乡村新业态、新模式、新功能。浙江省的乡村建设从特色小镇、美丽乡村再到现在的未来乡村，正一步步地为寻求乡村振兴新模式探索着。

　　未来乡村在乡村风貌上保持乡土味，注重人与自然和谐共生。整洁的村容、秀美的山水、安谧的环境描绘出了一幅乡村新画卷，生态宜居的乡村自然而然地成为人们梦想中的"桃花源"。人们回归自然，在乡村缓慢的生活节奏中获得心灵上的自由。

　　秉承以人为核心的理念，未来乡村健康场景建设充分尊重乡村居民意愿，运用科技赋能，将医疗、健康管理、养生、养老、休闲等多元化功能融为一体。未来乡村建设加快了农村传统基础设施提档升级和新型基础设施建设，通过建立城乡一体与协同的医疗共同体，推动市县级优质医疗资源向基层医疗机构下沉，完善家庭医生和云诊室制度，实现普通病症就地就诊和疑难杂症急症在线远程医疗服务。在此基础上，地方政府统筹地方康养资源，发展普惠性和互助性养老，建立康养联合体，推动机构社区居家养老"互融互通"。这样的医康养一体化建设满足了人们对未来美好生活的期盼，未来乡村成为新时代的"健康福地"。

未来乡村的实践虽然起步不久，但已经充分展现出其迷人的一面，其发展前景光明。相信不久之后，未来乡村的居民将会真正感受到乡村的美好，享受惬意人生。

参考文献

[1] 本报评论员. 乡村健康产业大有可为 [N]. 健康报, 2021-09-09(001).

[2] 陈洪亮, 常晶. 乡村振兴背景下金融支持梅花鹿+医药健康特色产业链发展路径研究——以辽源市东丰县为例 [J]. 吉林金融研究, 2021(11):28-30+34.

[3] 促进茶产业健康发展提高产业链供应链现代化水平——农业农村部乡村产业发展司负责人就《关于促进茶产业健康发展的指导意见》答记者问 [J]. 中国农垦, 2021(11):6-8.

[4] 樊俊杰, 金英子, 李力力, 赵红梅, 张洋. 乡村振兴战略下农村留守人员健康服务体系的构建 [J]. 中国市场, 2022(06):16-18.

[5] 樊瑞琦. 健康文化导向下乡村公共空间景观表达策略研究 [J]. 居舍, 2021(25):102-103.

[6] 樊运利, 张程. 如何在实施乡村振兴战略中促进苹果产业的提升与健康发展 [J]. 果农之友, 2021(10):47-49.

[7] 付延军, 黄腾达, 张丽萍, 王志军. 发展黄牛经济建设美丽乡村——吉林市桦牛产业健康发展浅析 [J]. 今日畜牧兽医, 2021, 37(09):65+67.

[8] 耿兴敏. 多位委员就涉农"三稳"建言献策 [N]. 中国妇女

报,2022-03-10(004).

[9]国家卫生健康委成立乡村振兴工作领导小组[J].中国数字医学,2021,16(10):102.

[10]何洪,林治,彭琛琛,郭舒柔,梁广远.乡村振兴背景下构筑关爱留守儿童心理健康体系探索——以"陪伴天使"项目为例[J].黑龙江科学,2021,12(20):138-141+143.

[11]何学华.民族地区医学院校服务健康乡村建设的实践路径研究[J].黔南民族医专学报,2021,34(03):233-235.

[12]胡桂芳,左光之,唐蓉.筑牢乡村振兴健康基石,建设繁荣的农村[J].中国发展观察,2021(Z3):96-100.

[13]黄涛.《乡村儿童心理健康调查报告》发布[N].中华工商时报,2021-11-30(008).

[14]黄小金,詹佳慧,曹奕颖,黎慧玲,韦克甲.基于乡村振兴、健康中国2030视域下民族偏远贫困地区寄生虫病防控问题研讨[J].黑龙江科学,2021,12(16):162-164.

[15]金圣杰,陈祥和,刘波.乡村振兴战略下农村体育为青少年身心健康赋能的新思考[J].武术研究,2021,6(10):142-146.

[16]兰巧斯,卢瑞红,梁榕,黄亚芬,陈湘,陶品月,石梦喜,雷卓青.乡村振兴战略背景下农村"互联网+医疗健康"模式构建探讨[J].湖北农业科学,2021,60(18):204-206.

[17]李祖兰,周戈耀,贺松,雷雪,梅玉虹.巩固基层中医药健康扶贫成果有效衔接乡村振兴——以贵州省为例[J].中国卫生事业管理,2022,39(02):134-138.

[18]梁海伦,陶磊.健康乡村建设:逻辑、任务与路径[J].卫生经济研究,2022,39(03):1-5.

[19]廖康,王娜萌,冯玫,王晓旭,李丽琪.乡村医生健康管理服务技术培训评价量表的编制与信效度检验[J].中国全科医学,2022,25(07):882-887.

[20]刘玉珮,孔德虎.铜梁运用"数智"技术管好乡村健康[N].重庆

日报,2021-08-26(007).

[21] 陆杰华,汪斌.乡村振兴背景下农村老年人健康老龄化影响机理探究——基于CLHLS2018年数据[J].中国农业大学学报（社会科学版）,2022,39（1）:134-135.

[22] 闵文洁.乡村居民健康观念和健康意识的现状探析与对策思考[J].黑河学刊,2021(06):120-128.

[23] 那美然,杨清杰.黑龙江12个县（市）乡村健康教育调查[J].中国初级卫生保健,1994(05):46-47.

[24] 牛文魁,买倩,李官运,杨桂,段欣.乡村振兴背景下济源林果产业健康发展初探[J].济源职业技术学院学报,2021,20(03):12-15.

[25] 潘春华,范昀.他守护村民健康四十载——记镇江新区丁岗镇葛村乡村医生刘金顺[J].中国农村卫生,2021,13(21):18-19.

[26] 朴美兰,程昊.乡村振兴视角下东北少数民族人口健康发展问题研究[J].黑龙江民族丛刊,2021(06):42-49.

[27] 庆华诞迎丰收跑向现代化"农行杯"第二届全国美丽乡村健康跑圆满举办[J].农民科技培训,2021(11):52.

[28] 沙小苹,李晨倩.互联网医疗推进健康乡村数字化建设[J].医学信息,2021,34(19):1-9.

[29] 史华新,李哲,肖梦熊,王硕,黄璐琦.推进健康乡村建设的挑战及对策研究[J].中国工程科学,2021,23(05):157-162.

[30] 孙金诚.来自基层的"民声"[N].人民政协报,2022-03-10(003).

[31] 唐宇婷,王琦.从健康扶贫到乡村振兴缩小健康不平等差距研究——以2018-2020年龙胜J村健康现状为背景[J].中国农村科技,2021(11):64-65.

[32] 田志强,陆姣,英玉波,王艳军,王春芳,郑建中.山西省乡村医生心理健康现状及影响因素分析[J].中国农村卫生事业管理,2021,41(08):543-548.

[33] 推进医疗改革夯实乡村健康基石[J].乡村振兴,2021(10):57-58.

[34] 王丹，郭秀梅. 乡村医生健康信息素养对农村健康中国战略的作用路径研究 [J]. 中国乡村医药，2021,28(17):67-68.

[35] 王晶晶. 代表委员：聚力民生保障增进人民福祉 [N]. 中国经济时报，2022-02-28(003).

[36] 魏奇. 宁夏固原加快全民健康水平提升行动推进乡村振兴提速增效 [J]. 健康中国观察，2021(10):69.

[37] 吴国良. 休宁县"百医驻村"助力健康脱贫和乡村振兴 [J]. 中国农村卫生，2022,14(01):38-41.

[38] 吴玉清. 医健融合"未来乡村健康园"成为村民"打卡"地 [J]. 人口与健康，2021(11):88-89.

[39] 杨静怡，马明. 基于健康理念的内蒙古乡村物质环境优化策略 [J]. 建筑与文化，2022(01):245-246.

[40] 尹凯，朱肖，周乐，周寿红，田进伟. 健康中国和乡村振兴背景下全科医疗物联网服务平台的建设探讨 [J]. 全科医学临床与教育，2022,20(01):1-3+7.

[41] 余必用. 贵州安龙县让群众有健康身心投入乡村振兴 [J]. 人口与健康，2021(10):65-66.

[42] 张晨曦，方菁. 基于 CNKI 文献的我国健康乡村研究的可视化分析 [J]. 医学与社会，2021,34(11):53-58+63.

[43] 张宏俊. 农村基层党建引领乡村经济健康发展的路径探究 [J]. 山西农经，2021(15):168-169.

[44] 张金勇，姚晓峰. 乡村中学教师体质健康满意度量表的编制——基于贵州乡村教师的调查 [J]. 教师教育学报，2022,9(02):63-68.

[45] 张蕾，孙计领，崔牛牛. 加强残疾人健康扶贫与乡村振兴衔接融合的对策研究 [J]. 人口与发展，2021,27(05):121-129.

[46] 张璐. 健康保险参与乡村振兴的优势与问题简析——以惠民保为例 [J]. 上海保险，2021(11):39-42.

[47] 张湘琦，于勇. 乡村振兴中农民健康服务供给优化探究 [J]. 南方农业，2021,15(29):46-47.

[48] 张志刚. 乡村振兴背景下农村体育的发展与建设——评《健康中国：农村体育发展评价研究》[J]. 中国瓜菜, 2021, 34(12): 137-138.

[49] 证券时报两会报道组. 加快健全农村养老服务体系以数字化筑牢乡村健康基石 [N]. 证券时报, 2022-03-03(A03).

[50] 周立军, 杜子安, 殷青. 基于满意度评价的寒地健康乡村环境营造探析 [J]. 低温建筑技术, 2022, 44(01): 18-22+27.

[51] 朱永官, 李宝值, 吝涛. 培育健康土壤, 助力乡村振兴 [J]. 科技导报, 2021, 39(23): 54-58.

附　录

一、浙江省未来乡村建设名单

浙江省首批未来乡村建设试点村名单（100 个）

地　区	村　名
杭州市（12个）	西湖区转塘街道长埭村
	西湖区转塘街道桐坞村
	萧山区瓜沥镇梅林村
	萧山区临浦镇横一村
	余杭区径山镇径山村
	临平区塘栖镇塘栖村
	钱塘区河庄街道江东村
	富阳区春江街道八一村
	临安区昌化镇后营村
	桐庐县江南镇深澳村
	淳安县富文乡富文村
	建德市下涯镇之江村

地　区	村　名
宁波市（11个）	海曙区古林镇茂新村
	江北区甬江街道外漕村
	镇海区庄市街道永旺村
	北仑区大碶街道九峰山片区
	鄞州区下应街道湾底村
	奉化区萧王庙街道滕头村
	余姚市泗门镇谢家路村
	余姚市梁弄镇横坎头片区
	慈溪市周巷镇万安村庄
	宁海县力洋镇海头村
	象山县黄避岙乡高泥村
温州市（13个）	鹿城区山福镇驿头驿阳村
	龙湾区瑶溪街道瑶溪村
	瓯海区茶山街道山根村
	瓯海区泽雅镇研学纸山片区
	洞头区东屏街道半屏片区
	乐清市大荆镇下山头村
	瑞安市曹村镇许岙片区
	永嘉县鹤盛镇岩上村
	文成县南田镇武阳村
	平阳县昆阳镇西北片区
	泰顺县罗阳镇岭北片区
	苍南县马站镇山海田城片区
	龙港市东部片区
湖州市（6个）	吴兴区滨湖六村片区
	吴兴区妙西镇山水妙境片区
	南浔区旧馆镇港廊片区
	德清县莫干山镇国际乡韵休闲片区
	长兴县小浦镇杏福八都芥片区
	安吉县孝丰镇五谷丰登·花园驿站片区

续 表

地 区	村 名
嘉兴市（8个）	南湖区枫桥镇联丰永红片区
	秀洲区油车港胜丰村
	嘉善县大云镇缪家村
	平湖市钟埭街道沈家弄村
	海盐县通元镇雪水港村
	海宁市周王庙镇博儒桥村
	桐乡市石门镇墅丰村
	桐乡市河山镇八泉村
绍兴市（7个）	越城区鉴湖街道坡塘村
	柯桥区漓渚镇棠棣村
	柯桥区湖塘街道香林村
	上虞区岭南乡东澄村
	诸暨市枫桥镇杜黄新村
	嵊州市崇仁镇温泉湖村
	新昌县澄潭街道梅渚村
金华市（10个）	婺城区竹马乡下张家村
	婺城区汤溪镇派溪童村
	金东区赤松镇北山口村
	兰溪市游埠镇洋港村
	东阳市南马镇花园村
	义乌市义亭镇缸窑村
	永康市芝英镇雅庄村
	浦江县大畈乡上河村
	武义县履坦镇坛头村
	磐安县尖山镇湖上村
衢州市（8个）	柯城区沟溪乡余东村
	衢江区莲花镇西山下片区
	龙游县溪口镇溪口片区
	龙游县詹家镇浦山村
	江山市大陈乡大陈片区
	常山县芳村镇园区新村片区
	开化县音坑乡下淤村
	开化县华埠镇金星村

地　区	村　名
舟山市（5个）	定海区干览镇新建村
	定海区马岙街道马岙村
	普陀区展茅街道黄杨尖村
	普陀区东极岛片区
	嵊泗县花鸟岛片区
台州市（10个）	椒江区章安街道太平山北麓片区
	黄岩区屿头乡沙滩村
	路桥区螺洋街道分水片区
	临海市沿江镇新兴村
	温岭市石塘镇海利村
	玉环市干江镇上栈头村
	天台县始丰街道安科新村
	天台县街头镇后岸村
	仙居县白塔镇上叶村
	三门县横渡镇坎下金片区
丽水市（10个）	莲都区大港头镇大港头村
	龙泉市宝溪乡溪头村
	青田县方山乡龙现村
	云和县石塘镇小顺村
	庆元县黄田镇黄田村
	缙云县舒洪镇仁岸村
	遂昌县新路湾镇蕉川村
	遂昌县湖山乡湖山村
	松阳县四都乡陈家铺村
	景宁县大均乡大均村

浙江省第二批未来乡村创建名单（278个）

地　区		村　名
杭州市（32个）	西湖区	双浦镇桑园地村
		三墩镇绕城村
	萧山区	衙前镇凤凰村
		河上镇众联村
		进化镇欢潭村
	余杭区	径山镇小古城村
		余杭街道永安村
		良渚街道新港村
		黄湖镇青山村
		瓶窑镇南山村
		鸬鸟镇前庄村
	临平区	崇贤街道鸭兰村
		运河街道双桥村
		运河街道新宇村
		塘栖镇丁河村
	钱塘区	义蓬街道火星村
		河庄街道新围村
	富阳区	东洲街道黄公望村
		场口镇东梓关村
		新登镇潘堰村
	临安区	太湖源镇指南村
		天目山镇月亮桥村
		於潜镇光明村
	桐庐县	分水镇大路村
		凤川街道翙岗村
		合村乡后溪村
		富春江镇石舍村
	淳安县	文昌镇文屏村
		界首乡严家村
	建德市	三都镇松口村
		梅城镇千鹤村
		乾潭镇安仁村

地　区		村　名
宁波市（30个）	海曙区	集士港镇山下庄村
		鄞江镇金陆村
		章水镇李家坑村
	江北区	慈城镇毛岙村
	镇海区	澥浦镇十七房村
		九龙湖镇九龙湖村
	北仑区	柴桥街道河头村
		郭巨街道福民村
	鄞州区	姜山镇走马塘村
		东钱湖镇韩岭村
		东吴镇三塘村
		横溪镇周夹村
		云龙镇陈黄村
	奉化区	西坞街道金峨村
		溪口镇上白村
		萧王庙街道青云村
	前湾新区	庵东镇富北村
	余姚市	河姆渡镇芦山寺村
		临山镇邵家丘村
	慈溪市	龙山镇徐福村
		匡堰镇倡隆村
		崇寿镇傅家路村
		桥头镇五姓村
	宁海县	深甽镇南溪村
		岔路镇湖头－下畈片区
		茶院乡许民村
		胡陈乡梅山村
	象山县	墙头镇方家岙村
		泗洲头镇墩岙村
		涂茨镇旭拱岙村

续 表

地 区		村 名
温州市（34个）	鹿城区	藤桥镇南雅片区
		七都街道樟里村
	龙湾区	永中街道双岙村
		永中街道郑宅村
	瓯海区	丽岙街道五社村
		仙岩街道印记渔潭片区
		泽雅镇寓见龙溪片区
	洞头区	霓屿街道上下社片区
		北岙街道海霞片区
		北岙街道南塘片区
		东屏街道东岙片区
	乐清市	清江镇北塘村
		柳市镇黄华村
		虹桥镇峃前村
	瑞安市	马屿镇儒阳村
		平阳坑镇东源村
		桐浦镇汇桐片区
		塘下镇陈岙村
	永嘉县	沙头镇珠岸－豫章片区
		枫林镇镬炉村
	文成县	百丈漈镇石庄村
		西坑畲族镇让川民族村
	平阳县	凤卧镇中心片区
		鳌江镇双梅片区
		万全镇周垟村
	泰顺县	竹里畲族乡竹里村
		南浦溪镇库村村
		柳峰乡墩头村
	苍南县	钱库镇来谊村
		桥墩镇莒溪镇桥莒片区、桥墩镇南山头－八亩后片区
		灵溪镇余桥社区
	龙港市	中部未来乡村
		中对口社区

地　区		村　名
湖州市（29个）	吴兴区	东林镇东华村
		埭溪镇盛家坞村
		埭溪镇小羊山村
		道场乡红里山村
		织里镇陆家湾村
		妙西镇楂树坞村
	南浔区	和孚镇荻港村
		善琏镇观音堂村
		石淙镇石淙村
		练市镇农兴村
		菱湖镇射中村
		菱湖镇杨港村
	德清县	莫干山镇五四村
		新市镇宋市村
		莫干山镇高峰村
		莫干山镇何村村
		莫干山镇南路村
		莫干山镇四合村
	长兴县	太湖图影管委会图影村
		李家巷镇老虎洞村
		水口乡水口村
		吕山乡龙溪村
		和平镇滩龙桥村
	安吉县	灵峰街道横山坞村
		孝丰镇白杨村
		天荒坪镇五鹤村
		山川乡高家堂村
		天子湖镇高禹村
		天荒坪镇余村村

续 表

地 区		村 名
嘉兴市（25个）	南湖区	大桥镇云东村
		新丰镇竹林村
		凤桥镇三星村
	秀洲区	王店镇镇中村
		王江泾镇古塘村
		新塍镇洛东村
	嘉善县	西塘镇红菱村
		姚庄镇沉香村
		罗星街道鑫锋村
		干窑镇长生村
	平湖市	林埭镇徐家埭村
		曹桥街道马厩村
		广陈镇龙萌村
	海盐县	澉浦镇茶院村
		秦山街道丰山村
		秦山街道北团村
	海宁市	黄湾镇尖山村
		丁桥镇海潮村
		长安镇兴城村
		袁花镇长啸村
	桐乡市	开发区（高桥街道）骑力村
		崇福镇湾里村村
		凤鸣街道新农村村
		屠甸镇汇丰村
		洲泉镇小元头村
绍兴市（21个）	越城区	孙端街道安桥头村
		皋埠街道坝头山村
		富盛镇上旺村
	柯桥区	平水镇剑灶村
		王坛镇东村村
		漓渚镇九板桥村
		夏履镇莲东村

地　区		村　名
绍兴市（21个）	上虞区	丁宅乡丁宅片区
		谢塘镇晋生村
		道墟街道新屯南村
		崧厦街道祝温村
	诸暨市	枫桥镇枫源村
		山下湖镇新桔城村
		山下湖镇枫江村
		五泄镇十四都村
	嵊州市	谷来镇王院村
		石璜镇雅璜村
		贵门乡贵门村
	新昌县	镜岭镇雅庄村
		澄潭街道梅屏村
		澄潭街道棠村村
金华市（27个）	婺城区	罗店镇大岭村
		琅琊镇泉口村
		安地镇雅傅片区
		罗埠镇下周村
	金东区	源东乡东叶村
		岭下镇釜章村
	兰溪市	黄店镇王家村
		女埠街道渡渎村
		马涧镇马坞村
	东阳市	城东街道寀卢村
		湖溪镇八里湾村
		横店镇官桥村
		虎鹿镇蔡宅村
	义乌市	义亭镇陇头朱村
		后宅街道李祖村
		城西街道分水塘村
		大陈镇红旗村
		赤岸镇神坛村

续 表

地 区		村 名
金华市（27个）	永康市	唐先镇秀岩村
		前仓镇大陈村
		西溪镇三联村
	浦江县	白马镇嵩溪村
		杭坪镇薛家村
	武义县	柳城畲族镇县后村
		桐琴镇倪上垅村
	磐安县	盘峰乡灵江源村
		安文街道花溪村
衢州市（24个）	柯城区	航埠镇严村片区
		九华乡妙源片区
		石梁镇麻蓬村
		沟溪片区
	衢江区	横路办事处贺邵溪村
		高家镇盈川村
		后溪镇泉井边村
		云溪乡孟姜片区
	龙游县	小南海镇团石片区
		沐尘畲族乡沐尘村
		溪口镇石角村
		模环乡士元片区
	江山市	石门镇清漾村
		峡口镇枫石村
		清湖街道清湖片区
		廿八都镇浔里村
	常山县	同弓乡彤弓山片区
		紫港街道渣濑湾村
		金川街道徐村村
		球川镇后弄村
	开化县	芹阳办事处密赛片区
		马金镇高合村
		长虹乡真子坑村
		杨林镇南华（东坑口村）

地　区		村　名
舟山市（12个）	定海区	小沙街道庙桥村
		盐仓街道新螺头村
		金塘镇柳行村
	普陀区	蚂蚁岛管委会蚂蚁岛村
		白沙岛管委会白沙港村
		桃花镇塔湾村
	岱山县	长涂镇倭井潭村
		岱东镇涂口村
		岱西镇前岸村
	嵊泗县	五龙乡黄沙村
		五龙乡田岙村
		枸杞乡奇观村
台州市（23个）	椒江区	前所街道凤凰山西麓片区（前所村、下浦村）
		下陈街道横河陈村
	黄岩区	南城街道山前村
		宁溪镇白鹭湾村
	路桥区	新桥镇华章村
		螺洋街道水滨村
	临海市	尤溪镇紫升村
		江南街道向阳村
		邵家渡街道牛头山村
	温岭市	松门镇松建村
		大溪镇方山村
		坞根镇花溪村
	玉环市	楚门镇蒲田村
		龙溪镇觅溪片区
		干江镇南塘片区
	天台县	平桥镇张思村
		龙溪乡始丰源村
	仙居县	白塔镇东横街村
		双庙乡括苍村
		下各镇杨砩头村

续 表

地 区		村 名
台州市（23个）	三门县	横渡镇岩下潘村
		海润街道涛头村
		蛇蟠乡山前村
丽水市（21个）	莲都区	碧湖镇堰头村
		丽新畲族乡马村村
		联城街道港口村
	龙泉市	竹垟乡金田村
		住龙镇住溪村
	青田县	北山镇张坪村
		阜山乡陈宅村
	云和县	元和街道沈村村
		崇头镇梅源村
	庆元县	百山祖镇百山祖村
		竹口镇黄坛村
	缙云县	壶镇镇联丰村
		壶镇镇陇东村
		仙都街道鼎湖村
	遂昌县	大柘镇大田村
		王村口镇桥东村
		王村口镇桥西村
	松阳县	大东坝镇茶排村
		枫坪乡沿坑岭头村
	景宁县	大漈乡大漈村
		澄照乡金垟村

二、未来乡村健康场景相关政策文件

中共中央办公厅 国务院办公厅印发《数字乡村发展战略纲要》[①]

《数字乡村发展战略纲要》全文如下。

数字乡村是伴随网络化、信息化和数字化在农业农村经济社会发展中的应用，以及农民现代信息技能的提高而内生的农业农村现代化发展和转型进程，既是乡村振兴的战略方向，也是建设数字中国的重要内容。为贯彻落实《中共中央、国务院关于实施乡村振兴战略的意见》《乡村振兴战略规划（2018—2022 年）》和《国家信息化发展战略纲要》，特制定本纲要。

一、现状与形势

当前，新一代信息技术创新空前活跃，不断催生新技术、新产品、新模式，推动全球经济格局和产业形态深度变革。党的十八大以来，以习近平同志为核心的党中央高度重视网络安全和信息化工作，作出一系列战略决策，统筹推进网信事业快速发展。农村信息基础设施加快建设，线上线下融合的现代农业加快推进，农村信息服务体系加快完善，同时也存在顶

[①] 该文件于 2019 年 5 月发布。

层设计缺失、资源统筹不足、基础设施薄弱、区域差异明显等问题，亟需进一步发掘信息化在乡村振兴中的巨大潜力，促进农业全面升级、农村全面进步、农民全面发展。

立足新时代国情农情，要将数字乡村作为数字中国建设的重要方面，加快信息化发展，整体带动和提升农业农村现代化发展。进一步解放和发展数字化生产力，注重构建以知识更新、技术创新、数据驱动为一体的乡村经济发展政策体系，注重建立层级更高、结构更优、可持续性更好的乡村现代化经济体系，注重建立灵敏高效的现代乡村社会治理体系，开启城乡融合发展和现代化建设新局面。

二、总体要求

（一）指导思想

以习近平新时代中国特色社会主义思想为指导，全面贯彻党的十九大和十九届二中、三中全会精神，紧紧围绕统筹推进"五位一体"总体布局和协调推进"四个全面"战略布局，坚持稳中求进工作总基调，牢固树立新发展理念，落实高质量发展要求，坚持农业农村优先发展，按照产业兴旺、生态宜居、乡风文明、治理有效、生活富裕的总要求，着力发挥信息技术创新的扩散效应、信息和知识的溢出效应、数字技术释放的普惠效应，加快推进农业农村现代化；着力发挥信息化在推进乡村治理体系和治理能力现代化中的基础支撑作用，繁荣发展乡村网络文化，构建乡村数字治理新体系；着力弥合城乡"数字鸿沟"，培育信息时代新农民，走中国特色社会主义乡村振兴道路，让农业成为有奔头的产业，让农民成为有吸引力的职业，让农村成为安居乐业的美丽家园。

（二）基本原则

坚持党的领导，全面加强党对农村工作的领导，把数字乡村摆在建设数字中国的重要位置，加强统筹协调、顶层设计、总体布局、整体推进和督促落实。坚持全面振兴，遵循乡村发展规律和信息化发展规律，统筹推进农村经济、政治、文化、社会、生态文明和党的建设等各领域信息化建设，助力乡村全面振兴。坚持城乡融合，创新城乡信息化融合发展体制机制，引导城市网络、信息、技术和人才等资源向乡村流动，促进城乡要素合理配置。坚持改革创新，深化农村改革，充分发挥网络、数据、技术和知识等新要素的作用，激活主体、激活要素、激活市场，不断催生乡村发展内生动力。坚持安全发展，处理好安全和发展的关系，以安全保发展，以发展促安全，积极防范、主动化解风险，确保数字乡村健康可持续发展。坚持以人民为中心，建立与乡村人口知识结构相匹配的数字乡村发展模式，着力解决农民最关心最直接最现实的利益问题，不断提升农民的获得感、幸福感、安全感。

（三）战略目标

到 2020 年，数字乡村建设取得初步进展。全国行政村 4G 覆盖率超过 98%，农村互联网普及率明显提升。农村数字经济快速发展，建成一批特色乡村文化数字资源库，"互联网 + 政务服务"加快向乡村延伸。网络扶贫行动向纵深发展，信息化在美丽宜居乡村建设中的作用更加显著。

到 2025 年，数字乡村建设取得重要进展。乡村 4G 深化普及、5G 创新应用，城乡"数字鸿沟"明显缩小。初步建成一批兼具创业孵化、技术创新、技能培训等功能于一体的新农民新技术创业创新中心，培育形成一批叫得响、质量优、特色显的农村电商产品品牌，基本形成乡村智慧物流配送体系。乡村网络文化繁荣发展，乡村数字治理体系日趋完善。

到 2035 年，数字乡村建设取得长足进展。城乡"数字鸿沟"大幅缩小，农民数字化素养显著提升。农业农村现代化基本实现，城乡基本公共服务均等化基本实现，乡村治理体系和治理能力现代化基本实现，生态宜居的美丽乡村基本实现。

到 21 世纪中叶，全面建成数字乡村，助力乡村全面振兴，全面实现农业强、农村美、农民富。

三、重点任务

（一）加快乡村信息基础设施建设

大幅提升乡村网络设施水平。加强基础设施共建共享，加快农村宽带通信网、移动互联网、数字电视网和下一代互联网发展。持续实施电信普遍服务补偿试点工作，支持农村地区宽带网络发展。推进农村地区广播电视基础设施建设和升级改造。在乡村基础设施建设中同步做好网络安全工作，依法打击破坏电信基础设施、生产销售使用"伪基站"设备和电信网络诈骗等违法犯罪行为。

完善信息终端和服务供给。鼓励开发适应"三农"特点的信息终端、技术产品、移动互联网应用（APP）软件，推动民族语言音视频技术研发应用。全面实施信息进村入户工程，构建为农综合服务平台。

加快乡村基础设施数字化转型。加快推动农村地区水利、公路、电力、冷链物流、农业生产加工等基础设施的数字化、智能化转型，推进智慧水利、智慧交通、智能电网、智慧农业、智慧物流建设。

（二）发展农村数字经济

夯实数字农业基础。完善自然资源遥感监测"一张图"和综合监管平台，对永久基本农田实行动态监测。建设农业农村遥感卫星等天基设施，大力推进北斗卫星导航系统、高分辨率对地观测系统在农业生产中的应用。推进农业农村大数据中心和重要农产品全产业链大数据建设，推动农业农村基础数据整合共享。

推进农业数字化转型。加快推广云计算、大数据、物联网、人工智能在农业生产经营管理中的运用，促进新一代信息技术与种植业、种业、畜牧业、渔业、农产品加工业全面深度融合应用，打造科技农业、智慧农业、品牌农业。建设智慧农（牧）场，推广精准化农（牧）业作业。

创新农村流通服务体系。实施"互联网+"农产品出村进城工程，加强农产品加工、包装、冷链、仓储等设施建设。深化乡村邮政和快递网点普及，加快建成一批智慧物流配送中心。深化电子商务进农村综合示范，培育农村电商产品品牌。建设绿色供应链，推广绿色物流。推动人工智能、大数据赋能农村实体店，促进线上线下渠道融合发展。

积极发展乡村新业态。推动互联网与特色农业深度融合，发展创意农业、认养农业、观光农业、都市农业等新业态，促进游憩休闲、健康养生、创意民宿等新产业发展，规范有序发展乡村共享经济。

（三）强化农业农村科技创新供给

推动农业装备智能化。促进新一代信息技术与农业装备制造业结合，研制推广农业智能装备。鼓励农机装备行业发展工业互联网，提升农业装备智能化水平。推动信息化与农业装备、农机作业服务和农机管理融合应用。

优化农业科技信息服务。建设一批新农民新技术创业创新中心，推动产学研用合作。建立农业科技成果转化网络服务体系，支持建设农业技术在线交易市场。完善农业科技信息服务平台，鼓励技术专家在线为农民解决农业生产难题。

（四）建设智慧绿色乡村

推广农业绿色生产方式。建立农业投入品电子追溯监管体系，推动化肥农药减量使用。加大农村物联网建设力度，实时监测土地墒情，促进农田节水。建设现代设施农业园区，发展绿色农业。

提升乡村生态保护信息化水平。建立全国农村生态系统监测平台，统筹山水林田湖草系统治理数据。强化农田土壤生态环境监测与保护。利用卫星遥感技术、无人机、高清远程视频监控系统对农村生态系统脆弱区和敏感区实施重点监测，全面提升美丽乡村建设水平。

倡导乡村绿色生活方式。建设农村人居环境综合监测平台，强化农村饮用水水源水质监测与保护，实现对农村污染物、污染源全时全程监测。引导公众积极参与农村环境网络监督，共同维护绿色生活环境。

（五）繁荣发展乡村网络文化

加强农村网络文化阵地建设。利用互联网宣传中国特色社会主义文化和社会主义思想道德，建设互联网助推乡村文化振兴建设示范基地。全面推进县级融媒体中心建设。推进数字广播电视户户通和智慧广电建设。推进乡村优秀文化资源数字化,建立历史文化名镇、名村和传统村落"数字文物资源库"、"数字博物馆",加强农村优秀传统文化的保护与传承。以"互联网+中华文明"行动计划为抓手,推进文物数字资源进乡村。开展重要农业文化遗产网络展览,大力宣传中华优秀农耕文化。

加强乡村网络文化引导。支持"三农"题材网络文化优质内容创作。通过网络开展国家宗教政策宣传普及工作,依法打击农村非法宗教活动及其有组织的渗透活动。加强网络巡查监督,遏制封建迷信、攀比低俗等消极文化的网络传播,预防农村少年儿童沉迷网络,让违法和不良信息远离农村少年儿童。

(六)推进乡村治理能力现代化

推动"互联网+党建"。建设完善农村基层党建信息平台,优化升级全国党员干部现代远程教育,推广网络党课教育。推动党务、村务、财务网上公开,畅通社情民意。

提升乡村治理能力。提高农村社会综合治理精细化、现代化水平。推进村委会规范化建设,开展在线组织帮扶,培养村民公共精神。推动"互联网+社区"向农村延伸,提高村级综合服务信息化水平,大力推动乡村建设和规划管理信息化。加快推进实施农村"雪亮工程",深化平安乡村建设。加快推进"互联网+公共法律服务",建设法治乡村。依托全国一体化在线政务服务平台,加快推广"最多跑一次"、"不见面审批"等改革模式,推动政务服务网上办、马上办、少跑快办,提高群众办事便捷程度。

(七)深化信息惠民服务

深入推动乡村教育信息化。加快实施学校联网攻坚行动,推动未联网学校通过光纤、宽带卫星等接入方式普及互联网应用,实现乡村小规模学校和乡镇寄宿制学校宽带网络全覆盖。发展"互联网+教育",推动城市优质教育资源与乡村中小学对接,帮助乡村学校开足开好开齐国家课程。

完善民生保障信息服务。推进全面覆盖乡村的社会保障、社会救助系统建设,加快实现城乡居民基本医疗保险异地就医直接结算、社会保险关系网上转移接续。大力发展"互联网＋医疗健康"，支持乡镇和村级医疗机构提高信息化水平，引导医疗机构向农村医疗卫生机构提供远程医疗、远程教学、远程培训等服务。建设完善中医馆健康信息平台，提升中医药服务能力。完善面向孤寡和留守老人、留守儿童、困境儿童、残障人士等特殊人群的信息服务体系。

（八）激发乡村振兴内生动力

支持新型农业经营主体和服务主体发展。完善对农民合作社和家庭农场网络提速降费、平台资源、营销渠道、金融信贷、人才培训等政策支持，培育一批具有一定经营规模、信息化程度较高的生产经营组织和社会化服务组织，促进现代农业发展。

大力培育新型职业农民。实施新型职业农民培育工程，为农民提供在线培训服务，培养造就一支爱农业、懂技术、善经营的新型职业农民队伍。实施"互联网＋小农户"计划，提升小农户发展能力。

激活农村要素资源。因地制宜发展数字农业、智慧旅游业、智慧产业园区，促进农业农村信息社会化服务体系建设，以信息流带动资金流、技术流、人才流、物资流。创新农村普惠金融服务，改善网络支付、移动支付、网络信贷等普惠金融发展环境，为农民提供足不出村的便捷金融服务。降低农村金融服务门槛，为农业经营主体提供小额存贷款、支付结算和保险等金融服务。依法打击互联网金融诈骗等违法犯罪行为。

（九）推动网络扶贫向纵深发展

助力打赢脱贫攻坚战。深入推动网络扶贫行动向纵深发展，强化对产业和就业扶持，充分运用大数据平台开展对脱贫人员的跟踪及分析，持续巩固脱贫成果。

巩固和提升网络扶贫成效。打赢脱贫攻坚战后，保持过渡期的政策稳定，继续开展网络扶志和扶智，不断提升贫困群众生产经营技能，激发贫困人口内生动力。

（十）统筹推动城乡信息化融合发展

统筹发展数字乡村与智慧城市。强化一体设计、同步实施、协同并进、融合创新，促进城乡生产、生活、生态空间的数字化、网络化、智能化发展，加快形成共建共享、互联互通、各具特色、交相辉映的数字城乡融合发展格局。鼓励有条件的小城镇规划先行，因地制宜发展"互联网+"特色主导产业，打造感知体验、智慧应用、要素集聚、融合创新的"互联网+"产业生态圈，辐射和带动乡村创业创新。

分类推进数字乡村建设。引导集聚提升类村庄全面深化网络信息技术应用，培育乡村新业态。引导城郊融合类村庄发展数字经济，不断满足城乡居民消费需求。引导特色保护类村庄发掘独特资源，建设互联网特色乡村。引导搬迁撤并类村庄完善网络设施和信息服务，避免形成新的"数字鸿沟"。

加强信息资源整合共享与利用。依托国家数据共享交换平台体系，推进各部门涉农政务信息资源共享开放、有效整合。统筹整合乡村已有信息服务站点资源，推广一站多用，避免重复建设。促进数字乡村国际交流合作。

四、保障措施

（一）加强组织领导。建立数字乡村建设发展统筹协调机制，做好整体规划设计，研究重大政策、重点工程和重要举措，督促落实各项任务，形成工作合力。各地区要将数字乡村工作摆上重要位置，抓好组织推动和督促检查。深化"放管服"改革，处理好政府与市场的关系，充分调动各方力量和广大农民参与数字乡村建设。加强数字乡村理论研究，开展数字乡村发展评价工作，持续提升数字乡村发展水平。

（二）完善政策支持。各地区各有关部门要依据本纲要，将数字乡村建设融入信息化规划和乡村振兴重点工程，完善产业、财政、金融、教育、医疗等领域配套政策措施，持续推进落实。充分发挥财政资金与国家级投资基金的引导作用，撬动金融和社会资本支持数字乡村战略实施。

（三）开展试点示范。选择部分地区按照统筹规划、整合共享、集聚提升的原则，统筹开展数字乡村试点示范工作，边试点、边总结、边推广，探索有益经验。

（四）强化人才支撑。开展信息化人才下乡活动，加强对农村留守儿童和妇女、老年人网络知识普及。充分发挥第一书记、驻村工作队员、大学生村干部、科技特派员、西部计划志愿者等主体作用，加强农民信息素养培训，增强农民网络安全防护意识和技能。

（五）营造良好氛围。创新宣传方式，及时宣传党的路线方针政策，营造全社会关注农业、关心农村、关爱农民的浓厚氛围。充分发挥主流媒体和重点新闻网站作用，讲好乡村振兴故事，做好网上舆情引导，为全面实施乡村振兴战略凝聚共识、汇聚力量。

浙江省数字乡村建设实施方案 [①]

为贯彻落实《数字乡村发展战略纲要》，加快推进浙江省数字乡村建设，近日，中共浙江省委办公厅、浙江省人民政府办公厅印发《浙江省数字乡村建设实施方案》，（以下简称"《方案》"）。《方案》以开展国家数字乡村试点建设工作为牵引，提出了未来数字乡村建设的总体要求、总体框架、重点任务、保障措施等，将为浙江省推动数字乡村建设提供重要的指导和遵循。

发展目标

到 2022 年，乡村信息基础设施得到有效提升，县城及重点乡镇 5G 信号实现全覆盖，数字"三农"协同应用平台基本建成，农业农村数据资源库不断完善，初步建成天空地全域地理信息图。乡村数字经济快速发展，传统产业数字化改造有序推进，电子商务专业村达到 1800 个，农产品电子商务年销售额达到 1200 亿元。乡村治理数字化转型加快，乡村自然资源、生态环境、农村集体经济基本实现数字化管理，"基层治理四平台"系统更加完善，农村地区立体化、信息化治安防控体系逐步建成。乡村公共服务数字化加快普及，实现帮扶、教育、医疗、文化旅游、社会救助等领域数字化并广泛向乡村延伸。"掌上办事"和"掌上办公"实现核心业务全覆盖。

到 2025 年，乡村信息基础设施进一步提升，数字"三农"协同应用平台全面建成，生产管理、流通营销、行业监管、公共服务、乡村治理等五大领域核心业务应用全面推广。乡村数字经济发展壮大，规模化主体生产经营普遍开展数字化改造，电子商务专业村达到 2200 个，农产品电子商务年销售额达到 1800 亿元。

到 2035 年，数字乡村整体格局全面形成，乡村信息基础设施全面提

① 该文件由浙江省委办公厅、浙江省人民政府办公厅于 2021 年 1 月发布。

升，乡村数字产业进一步壮大，数字乡村公共服务体系、治理体系全面建成，农民数字化素养明显提高，城乡"数字鸿沟"基本消除。

重点任务

全面提升乡村信息基础设施水平

实施乡村信息基础设施提升工程，加快农村网络普及覆盖与升级换代。加快乡村5G基站建设，推动5G网络与泛在感知、万物互联等物联网技术融合应用，扩大农业农村场景应用。推动乡村水利、公路、电力等生产生活基础设施数字化改造，加快自动感知终端广泛应用。加强网络安全基础设施建设，维护数据完整性、安全性和可靠性。

搭建数字"三农"协同应用平台

整合业务数据和信息资源，基于省电子政务基础设施，搭建数字"三农"协同应用平台，涵盖1个大数据中心、1张全域空间信息图、1个数字化工具箱、1个"网上农博"平台、五大领域核心业务应用。加强数据资源库建设，建立统一数据资源目录，强化数据归集、集成和治理，完善基础数据、监测数据、业务数据、主题数据，构建农业农村数据资源体系，建立农业农村公共数据全生命周期安全防护体系，守住数据安全防护底线。对接省域空间治理数字化平台，统筹建设乡村重要资源天空地一体化全域空间信息"一张图"。加强应用支撑体系建设，打造全省统一的数字化工具箱，开发一批符合农业农村特点的通用组件和支撑应用。持续推进"网上农博"平台建设，切实将其建成集成果展示、宣传推广、产销对接、产品交易、数据监测、质量管控、在线服务等多种功能于一体的综合服务平台。加强业务应用系统建设，围绕五大领域数字化转型，整合开发全省通用重要业务应用系统，推动市县和有关主体开发区域性、特色性平台及应用系统，实现跨部门、跨地域、跨层级高效协同。

推进生产管理数字化应用

扩大农业及其他产业生产管理数字技术应用，加快推进农业"两区"、特色农业强镇、种养生产基地等数字化转型，建设一批省级数字农业园区和数字农业强镇。推广动植物生长感知、环境温湿度调控、土壤肥力和病虫害监测等智能设施装备，推进数字化农业气象服务系统在现代农业中的应用，推进病死动物无害化处理、动物防疫检疫、屠宰管理等数字化监管，发展智慧农机装备和设施农业，开展数字农业工厂建设。推进农产品加工、农资生产企业数字化改造，建成一批数字化生产线。开展清新空气（负氧离子）监测网络建设，加快新型服务业、休闲旅游等数字化建设，培育数字乡村新业态。到2022年，建成250个数字农业工厂。

推进流通营销数字化应用

加快"网上农博"推广应用，打造省级产销对接平台。建立服务商体系，加速乡村产业主体上"网上农博"平台。利用"网上农博"平台开展农民直播、品牌推荐和线上线下结合的农事节庆活动。加快农产品销售的物流体系数字化改造，提高流通效率，提升服务体系标准化水平，降低流通成本。推进"两进一出"（进村、进厂、出海）工程全国试点快递进村工作，实施电子商务进农村综合示范工程和"互联网+"农产品出村进城工程。加快农村供销、邮政快递、农资经营和小商业、小门店、小集市等数字化转型，培育新零售，促进线上线下渠道融合发展。加快数字农合联建设。

推进行业监管数字化应用

统筹建设乡村自然资源、生态环境等管理系统，建设农村饮用水水源、垃圾分类、生活污水、养殖污水等监测网络，全面推进乡村山水林田湖草等资源、人居环境等领域数字化管理，健全省农村房屋信息管理系统，构建农村房屋全覆盖、网格化、常态化监管体系。完善农产品质量安全追溯系统、农业投入品管理系统和合格证管理系统，大力推进化肥、农药等农业投入品实名制购买、定额制施用改革，构建肥药"进—销—用—回"的数字化管理体系。探索行业监管领域政府购买服务，引入第三方协作监管，积极采用数字化监管手段，提高监管效率。

推进公共服务数字化应用

加快"企业码""浙农码""贷款码"、浙江省金融综合服务平台等推广应用。深入实施信息进村入户工程，全面提升益农信息社服务，完善"农民信箱"功能，建立广覆盖、多功能、便捷化的信息服务体系。完善"浙里办"数字"三农"专区，推动农业农村特色服务入驻，加大对水、电、煤气、气象、交通、社保、医疗、教育、养老等农村基本公共服务的集成。健全数字、智慧、全链条的气象防灾减灾体系。推进"乡镇公共财政服务平台＋'一卡通'"建设，加强到人到户涉农补助和民生补贴财政资金统筹管理。推进"互联网＋扶贫""互联网＋医疗健康""互联网＋社会救助"等体系建设，推动城乡资源全面对接和顺畅流动，开展云推广、云培训和远程教育、远程医疗，提高农村教育、医疗、社保和社会救助水平。推进乡村"互联网＋金融服务"，实现信贷、保险、担保更加优质便捷。

推进乡村治理数字化应用

深化"最多跑一次"改革，依托浙江政务服务网，推进政务服务一体机乡村基层覆盖，全面实现政务服务网上办、村里办。搭建乡村治理数字化平台，构建现代乡村治理体系，创新农村集体资金、资产、资源管理，推动党务、村务、财务网上公开，助推村级组织建设管理规范化，充分释放"互联网＋四治融合"新效能。推进平安乡村建设，坚持发展新时代"枫桥经验"，优化"基层治理四平台"系统。加强网络舆论正面引导和管理，发挥网络"瞭望哨"作用，有效回应基层社会关切和舆论关注。加强乡村优秀文化资源数字化保护，弘扬优秀农耕文化。

浙江省人民政府办公厅关于开展未来乡村建设的指导意见 [①]

各市、县（市、区）人民政府，省政府直属各单位：

为持续深化"千村示范、万村整治"工程，促进农民农村共同富裕，根据省委、省政府关于全面推进乡村振兴、争创农业农村现代化先行省的有关部署，经省政府同意，现就开展未来乡村建设提出以下指导意见。

一、总体要求

（一）指导思想。以习近平新时代中国特色社会主义思想为指导，深入实施乡村振兴战略，以党建为统领，以人本化、生态化、数字化为建设方向，以原乡人、归乡人、新乡人为建设主体，以造场景、造邻里、造产业为建设途径，以有人来、有活干、有钱赚为建设定位，以乡土味、乡亲味、乡愁味为建设特色，本着缺什么补什么、需要什么建什么的原则，打造未来产业、风貌、文化、邻里、健康、低碳、交通、智慧、治理等场景，集成"美丽乡村 + 数字乡村 + 共富乡村 + 人文乡村 + 善治乡村"建设，着力构建引领数字生活体验、呈现未来元素、彰显江南韵味的乡村新社区。

（二）总体目标。有农村区域的县（市、区）每年开展1—3个未来乡村建设。自2022年开始，全省每年建设200个以上未来乡村。到2025年，全省建设1000个以上未来乡村。

——主导产业兴旺发达。现代农业、美丽经济、村庄经营成效显著。数字化改革率先推进，"两进两回"全面深化，农业经营主体不断壮大，创业创新体制机制健全完善。项目村常住居民收入县域领先，集体经济年经营性收入为县域村均1.5倍以上。常住人口实现净增长，青壮年人口占比有所提高。

——主体风貌美丽宜居。片区化、组团式整体谋划村庄规划，城乡风

---

① 该文件由浙江省人民政府办公厅于2022年1月21日发布。

貌整体优化。深化农村垃圾、污水、厕所整治"三大革命"，长效管护机制健全。美丽庭院建设比例超过 60%，违法建设全面杜绝，总体风貌和谐秀美。社会主义核心价值观深入践行，文明乡风管理机制和工作制度完善。统筹发展与安全，牢牢守住未来乡村发展安全底线。

——主题文化繁荣兴盛。农村公共文化设施、队伍、活动、投入有效保障，文化服务丰富多彩，农民文化素质明显提高。历史文化遗存有效保护，乡村优秀文化全面传承，地域特色文化充分展示，乡村文化产业蓬勃发展。

二、工作体系

（一）打造未来产业场景。实施科技强农、机械强农行动，培育提升一批农业龙头企业、农民专业合作社、家庭农场、农创客和农业服务组织等经营主体，提升农业生产效率，全面推进农业高质量发展。推进大中型灌区节水改造，更新升级农田灌溉泵站机埠、堰坝水闸，推进永久基本农田集中连片整治，发展生态农业、休闲农业、创意农业、体验农业。推广强村公司做法。支持符合条件的项目村建设特色产业园、小微创业园，利用闲置厂房、农房等建设共享办公、共享创业空间，吸引年轻人回来、城里人进来。加快三产融合、产村融合，做优做强农家乐民宿，壮大电子商务、养生养老、文化创意、运动健康、乡村旅游等业态。做强村庄品牌、农产品品牌、活动品牌，提倡市场化举办农事节庆、体育赛事和音乐、美食等活动。（责任单位：省农业农村厅、省自然资源厅、省水利厅、省文化和旅游厅。列第一位的为牵头单位，下同）

（二）打造未来风貌场景。健全"县域乡村建设规划+村庄布点规划、村庄规划、村庄设计、农房设计+农村特色风貌规划"乡村规划建设体系，加强乡村建设规划许可管理。尊重乡土风貌和地域特色，保留村庄原有纹理，以"绣花"功夫推进乡村微改造、精提升。加强对新建农房式样、体量、色彩、高度等的引导，迭代优化农房设计通用图集。着力打造美丽河湖、美丽水站、美丽山塘、绿色水电站，持续推进村庄环境综合整治，抓

实美丽庭院、杆线序化等工作。（责任单位：省农业农村厅、省自然资源厅、省建设厅、省水利厅）

（三）打造未来文化场景。开展文明村、文明家庭、身边好人等选树活动，积极参与"浙江有礼"省域品牌培育。全面提升农村文化礼堂，配置新时代文明实践站、乡贤馆、百姓戏台等，推动县级图书馆、文化馆在乡村设立服务点。建好乡村文艺传承队伍，培育好乡村文化产业，打响"我们的村晚""我们的村歌""我们的村运"等乡村文化品牌。推进历史文化（传统）村落和二十四节气等农耕文化保护利用。鼓励高校、艺术团体在乡村设立实践基地。高水平建设等级幼儿园、义务教育标准化学校。依托乡镇成人学校（社区学校）建设农民学校、老年学校（学堂）、家长学校等。（责任单位：省文明办、省教育厅、省科技厅、省农业农村厅、省文化和旅游厅）

（四）打造未来邻里场景。利用公共空间和场所，改造提升配套设施，建好村民茶余饭后互动交流的"乡村会客厅"。弘扬邻里团结、守望相助的传统美德，加强对优抚对象、困难家庭、独居老人、残疾人等的帮扶。完善购物、餐饮、金融、电信等生活配套，打造15分钟幸福生活圈。依法完善村规民约和自治章程，推广邻里贡献积分等机制，让有德者有所得。（责任单位：省农业农村厅、省民政厅、省商务厅）

（五）打造未来健康场景。健全农村疫情常态化防控机制，高水平开展爱国卫生运动，科学防制病媒生物，保障饮用水与食品安全，提高农民群众健康素养。加强政府办村卫生室规范化、标准化建设，全面落实乡村一体化管理，打造20分钟医疗圈，高质量供给公共卫生服务和全生命周期健康管理。完善体育健身设施配置，开展全民健身活动，建成15分钟健身圈。实施困难老年人家庭适老化改造，提供紧急呼叫等智能化服务，扩大居家养老服务中心覆盖面，打造15分钟养老圈。（责任单位：省卫生健康委、省民政厅、省农业农村厅、省体育局）

（六）打造未来低碳场景。全面保护和修复生态环境，使绿水青山成为未来乡村最显著的标志。推广"一村万树"做法，发展乡土树、珍贵树、彩色树、经济树，建设森林村庄。夯实农村供水县级统管机制，健全农村人居环境长效管护机制，全面普及生活垃圾分类，深入开展农村生活污水治理"强基增效双提标"行动和厕所革命。加快农业绿色发展，深化"肥药两制"改革，加强畜禽养殖污染防控。扎实做好农业农村领域节能减排工作，大力提倡节约用水，积极发展太阳能、天然气、风能等可再生能源，优化电网、气网等基础设施布局，提高乡村生产生活的电气化、清洁化水平。弘扬生态文化，建设生态文化基地和生态文化村。倡导取之有度、用之有节的低碳理念。（责任单位：省农业农村厅、省发展改革委、省自然资源厅、省生态环境厅、省建设厅）

（七）打造未来交通场景。高水平建设"四好农村路"，建制村公路原则上达到双向车道以上。加密城乡公交班次，推广公交数字化服务应用，提升城乡公交一体化水平。重视村内支路建设，科学布设停车场（位），户均车位达到 1 个以上，建设新能源汽车充电设施。设立快递综合服务点，收寄快递不出村。（责任单位：省交通运输厅、省农业农村厅、省邮政管理局）

（八）打造未来智慧场景。加快推进乡村新基建，实现千兆光纤网络、5G 移动网全覆盖。推动更多农业生产、经营、服务、监管等多跨场景落地应用，形成"乡村大脑＋产业地图＋数字农业工厂（基地）"发展格局。完善农村电子商务配套设施，壮大社交电子商务、直播电子商务等新业态。迭代乡村教育、健康、养老、文化、旅游、住房、供水、灌溉等数字化应用场景，推动城乡公共服务同质化，基本实现村民办事不出村。建设乡村气象、水文、地质、山洪、旱情等数据实时发布和预警应用，实现农村应急广播和"雪亮工程"全覆盖。（责任单位：省农业农村厅、省公安厅、省水利厅、省文化和旅游厅、省通信管理局）

（九）打造未来治理场景。坚持和发展新时代"枫桥经验"，顺应基层治理体系变革，全面实施阳光治理工程，深入开展平安乡村建设和省级善治示范村创建，规范提升全科网格建设，推动自治、法治、德治、智治融合。广泛实行群众自我管理、自我服务、自我教育、自我监督，发挥好各类社会组织作用，强化农村集体"三资"（资金、资产、资源）云监管、"三务"（党务、村务、财务）云公开。大力推进移风易俗，有效革除陈规陋习。引导乡贤在党组织领导下依法依规参与乡村治理，促进项目回归、人才回乡、资金回流、技术回援、文化回润、公益回扶。加快补齐基本公共服务短板，加快实现幼有善育、学有优教、劳有厚得、病有良医、老有颐养、住有宜居、弱有众扶。（责任单位：省农业农村厅、省民政厅）

三、政策体系

（一）强化组织领导。坚持主要领导主抓、分管领导领办，把党建统领贯穿于未来乡村建设各场景之中。未来乡村建设与城乡风貌整治提升、未来社区建设一体实施，由省城乡风貌整治提升（未来社区未来乡村建设）工作专班统筹协调，省农业农村厅牵头组织推进。各级各有关部门要按照职责分工，密切协作配合，形成工作合力。

（二）强化实施推进。根据未来乡村建设目标要求，省农业农村厅牵头制定推进办法，进一步明确建设条件、申报流程、建设管理、评价验收等事项。每年下达建设计划，按照县申报、市比选、省审核的程序确定建设对象。建设周期原则上为2年，到期后组织成效评价。

（三）强化要素保障。各级财政积极支持未来乡村建设。项目村通过土地整治等方式获得的节余建设用地和补充耕地指标收益，优先用于耕地保护、高质量乡村建设、美丽田园建设和生态修复提升，整治产生的节余指标优先用于农村产业用地需求，土地出让收入用于农业农村的资金向未来乡村建设倾斜。加强各类项目资金整合，引导工商资本、金融资本、社会资本等积极参与。严禁新增村级不良债务。坚持节约集约用地建设未来乡村，保障好项目村农民建房、基础设施建设、产业发展用地计划指标。逐步深化农村宅基地等制度改革，推动返乡入乡人员落户。

（四）强化落地落实。建立未来乡村、未来社区全面衔接机制，统一谋划、同步推进、统筹运营，统筹抓好未来乡村与县域风貌样板区建设，协同打造共同富裕现代化基本单元。开展常态化调查研究、分析研判、协调服务，及时总结推广成功经验。建立专家决策咨询制度，加强理论研究。鼓励大胆改革创新，建立容错纠错制度，及时纠偏苗头性问题。

四、评价体系

省城乡风貌整治提升工作专班办公室统筹制定未来乡村建设导则和评价办法，合理设置约束性、引导性指标和共性、个性指标，系统构建评价指标体系，增强评价的科学性。坚持数据、成果共享，直接运用美丽乡村精品村、3A 级景区村庄、数字乡村、文明村、善治村等建设成果。评价手段以实地检查和群众访问为主，减少台账资料。加强评价结果运用，把评价结果作为乡村振兴考核的重要依据。

浙江省人民政府办公厅

2022 年 1 月 21 日

未来乡村建设导则[①]（部分）

7. 公共服务

7.3 医疗卫生

7.3.1 常住人口 1000 人以上行政村应建有规范化卫生室或标准化社区卫生服务站，其他村可按规定与周边村合并设立，实现村村有联系医生，为偏远村民上门提供常用药品及医疗服务。

7.3.2 宜开展"未来诊室"智慧健康计划，打造智慧卫生室，配备相应的远程医疗设备，采用在线服务的方式，实现名医名院远程诊断服务。

7.3.3 65 岁及以上老年人健康管理率 90% 以上。免费妇女病普查两年服务率高于 95%。

7.4 养老服务

7.4.1 综合农村居家养老服务中心、社会养老机构等，提供养老服务。宜为老年人提供日（全）托、助浴、助餐等生活便利服务。

7.4.2 推行医养结合的智慧养老模式，实现对老人生活远程关注、健康状态动态监测、信息需求个性推送等互联化、物联化、智能化的助老服务。

7.4.3 宜建立老年人生活补助制度，并定期发放。

9. 乡风文明

9.4 文体设施与活动

9.4.1 因地制宜建设特色文化场所，按照 DB33/T 2186 开展农村文化礼堂建设；宜应用数字化技术打造智慧文化礼堂，提供在线演出、在线培训、健康宣讲等服务。

---

① 该文件由遂昌县市场监督管理局于 2020 年 9 月 23 日发布。

9.4.2 应建设与人口规模相适应的小公园、小广场等。根据实际配备如茶园自行车道、篮球场、乒乓球台、室外健身器材等体育设施。

9.4.3 宜设立文体管理员，组建群众性文体团队。定期组织开展农事节庆、民俗文化活动、文艺演出、讲座展览、体育比赛等群众性文体活动。

杭州市未来乡村建设试点工作方案（征求意见稿）^①（部分）

一、总目标：率先基本实现农业农村现代化

二、建设路径：美丽普惠、数智赋能、未来引领

突出数字化改革重点，聚力打造邻里、文化、健康、生态、创业、建筑、交通、数字、服务和治理等应用场景，实现对乡村生产生活生态的全方位、系统性重塑，使未来乡村成为率先基本实现农业农村现代化的样式、全面实现乡村振兴的样品、高质量乡村建设的样板和高水平现代版富春山居的样子，努力为全国农业农村现代化提供杭州案例。

六、主要任务：打造"未来乡村"十大应用场景

（三）未来健康场景

建设健身广场、休闲公园等共享空间，因地制宜设计乡村慢行系统，建成 5 分钟步行可达环形绿道网。建设独立球类活动场所 2 种以上，鼓励村集体组织开展体育活动和比赛。建立居民全生命周期电子健康档案，建设 5G 网络诊疗平台和智能化终端服务系统，配置 AED 紧急救援设施，提升乡村卫生室功能，实现 20 分钟医疗圈全覆盖。开展智慧健康养老服务试点，建设老年人照料中心，构建助老服务志愿组织，组织老年人社团，打造老年友好型乡村。

（九）未来服务场景

加快乡村公共服务设施配套，做到"幼有善育、学有优教、病有良医、老有颐养、住有安居"。具备开展田间课堂、远程教育的基本条件。引入

---

① 该文件由杭州市乡村振兴工作领导小组于 2021 年 5 月 25 日发布。

城市生活方式理念，提供健身、洗衣、超市、会友、娱乐、阅读等公共服务产品及设施，发展共享厨房、共享菜团、共享单车、共享汽车等生活服务。建成国家级、省级卫生村。探索形成对农村商贩、医药店、小卖部、红白喜事宴席等有效监管机制。

关于印发《平阳县开展未来乡村建设的实施方案》的通知 [①]（部分）

三、建设内容

聚焦人本化、生态化、数字化、产业化、系统化和未来生产、低碳、邻里、智慧、教育、健康、治理、文化、建筑、交通等"五化十场景"，突出数字化改革，保护生态、挖掘特色、有序集聚，强化乡村智慧服务功能、优化总体空间布局，打造"经济美、全域美、人文美、乡风美、生活美"为一体的乡村建设新格局。

（六）打造未来"颐养诊疗"场景，构建一个医养救助的帮扶机构。

建设规范化村卫生室和家庭医生团队，建立健全农村应急救护系统，实现"20分钟医疗服务圈"；建设 5G 云诊室，提供远程医疗服务；发展农村普惠性养老服务和互助性养老，建有四星以上居家养老服务照料中心和国家三级以上养老机构；新建设施有无障碍环境建设，开展关爱"三留"人员（留守儿童、留守妇女留守老人）"芳邻守望"公益计划。

---

① 该文件由平阳县农业农村局于 2021 年 6 月 9 日发布。

《未来乡村建设规范》市级地方标准（报批稿）①（部分）

3.1 未来乡村

以人民群众对美好生活的向往为核心，以新时代美丽乡村建设为基础，以建设共同富裕现代化基本单元为导向，按照人本化、生态化、数字化、融合化、共享化要求，建设未来邻里、产业、教育、健康、文化、风貌、交通、低碳、治理、党建等应用场景，建成数字智能、生态宜居、共建共治共享、可持续发展的现代化乡村。

6. 发展类型

6.1 根据产业特色和资源禀赋，将未来乡村分为农业型、生态型、文化型等基础类型，特质分别为：

——农业型：立足农业发展优势，通过延链、补链、强链，发展壮大现代农业产业，推动一二三产业融合发展。

——生态型：立足生态优势，激活生态价值，培育发展休闲农业、乡村旅游、健康养生、体育运动等产业。

——文化型：立足历史文化、民俗风情等基础，充分挖掘在地文化元素，运用文化创意等手段，做强文化产业链、价值链。

6.2 各类型未来乡村在附录 A 基本要求基础上，可因地制宜叠加发展其他产业和服务模块，形成复合型发展模式。

7. 场景建设

7.1 未来邻里

7.1.1 邻里空间

7.1.1.1 打造乡（镇）集镇—行政村—自然村三级服务配套体系，建设

---

① 该文件由衢州市市场监督管理局于 2021 年 11 月 8 日发布。

完善超市、娱乐、健身、阅读等公共服务配套设施。设施的设计与建设应为老年人、儿童和残障人士等人群提供便利，无障碍设施建设应符合 GB 50763 的要求。

7.1.2 邻里活动

7.1.2.3 组织爱心义诊、医疗咨询等医疗健康类活动，开展理发、维修等惠民利民生活服务类活动。

7.1.3 邻里互助

7.1.3.3 ★宜引入法律援助、养老助残、帮扶互助、文体教育、环境保护等服务性、公益性、互助性社会组织，提供精准服务。

7.2 未来产业

7.2.1 产业融合

7.2.1.2 培育、开发主导产业与休闲农业、乡村旅游、养老养生、体育运动、研学教育、文创科创、共享经济等融合发展的多元业态。

7.3 未来教育

7.3.2 教育服务

7.3.2.3 为老年人提供智能技术应用、急救应急等常态化培训和教育服务。

7.3.2.7 开展农村公共卫生和健康教育等工作。

7.4 未来健康

7.4.1 全民运动

7.4.1.1 优化布局体育健身设施。建设与人口规模相适应的公共活动空间，配备健身休闲设施。

7.4.1.2 组建全民健身团队，定期组织开展农民运动会、农事活动赛事等乡村特色体育活动。

7.4.2 卫生健康

7.4.2.1 常住人口 1000 人以上行政村建有规范化卫生室或标准化社区卫生服务站，其他村可按规定与周边村合并设立，实现 20 分钟医疗服务。

7.4.2.2 基本医疗保险户籍人口参保率达到 99% 以上。

7.4.2.3 提供家庭医生签约服务，开展常见病、多发病的诊疗以及健康咨询、健康教育、用药指导、慢性病管理等服务。老年人等重点人群家庭医生签约率达到 80% 以上。

7.4.2.4 ★宜发展智慧健康，建立居民全生命周期电子健康档案，建设网络诊疗平台和智能化终端服务系统，实现名医名院远程零距离服务。

7.4.2.5 配置必要的公共安全卫生防护物资，实施公共安全卫生和疫情防控措施；引导社会组织、慈善力量、专业社工、志愿者参与应急公共卫生和防疫防控工作。

7.4.3 颐养服务

7.4.3.1 建设居家养老服务中心、老年活动场所等，提供日（全）托、助浴、助餐等生活便利服务 30 分钟服务圈。农村养老服务覆盖率 100%。

7.4.3.2 普及 65 岁及以上老年人健康管理。★宜引入智慧健康居家养老服务，提供老人生活远程关注、健康状态动态监测、意外紧急呼叫、信息需求个性推送等服务。

7.4.3.3 ★宜发展老年人社群组织，提供老年群体的志愿服务。

（标注★的为发展性指标，无标注的为基础性指标。——笔者注）

三、未来乡村健康场景案例

浙江省温州市苍南县马站镇中魁村"未来乡村健康园"

浙江省温州市苍南县马站镇中魁村"未来乡村健康园"由一处闲置的小学校舍改建而成，按照满足未来生活的"健康大脑＋智慧医疗＋未来社区"思路设计。2021年6月上旬开工，经过一个多月"快进"式打造，于7月29日建成投用。"未来乡村健康园"户外拥有智慧健康跑道、老年健康活动区和儿童户外游乐区，室内设置未来健康小屋、5G云诊室、心电共享中心、胸痛驿站、儿童成长驿站、慢病管理中心等功能区域，配备自助体检机、自助售药机、救命神器AED及基础医疗必需设备。

健康园引入健康自助一体机，能实现身高、体重、血压、中医体质辨识等自助检查和血糖血脂、血红蛋白、尿酸、骨密度检测等13项健康项目检测；智能设备实时采集数据，纳入个人健康档案，居民可通过手机端或智慧健康站内的一体机随时查看自己的体征数据，根据体检数据给出的健康指导建议；同时引入智能中医体质辨识设备、中医数字化诊疗辅助系统，接入全县中药饮片中心，将中医融入老年慢病管理，无缝对接群众需求；延伸服务内涵，将婴幼照护也纳入健康站管理；配备4名医护人员，为辖区居民提供精准服务。对于急性病患者，以胸痛驿站为基点，配备十二导联心电图，引入 5G 技术，连接县心电共享中心，实现"村检查、县诊断"，可零距离问诊县级专家，提高救治成功率。此外，健康园借助互联网＋医疗健康服务，实现了远程诊疗、预约县级医院检查、村办理县级医院住院等功能；县级专家开具的药方，居民可通过站内自助售药机自主购药，在家门口就可以享受到优质的医疗服务。

中魁村"未来乡村健康园"能提供医健融合的健康全周期服务，形成体质监测、健康管理、疾病救治的闭环，实现了"以治病为中心"向"以人民健康为中心"的转变，可惠及马站中魁村、下魁村和雾城村等 4200 余人及周边乡镇群众。

浙江省衢州市开化县下淤未来乡村智慧健康小屋

开化县下淤未来乡村智慧健康小屋现已配备数据驾驶舱、数字家医平台、视频问诊中心、智慧云诊室和云药房等设施。村民们在此可自行测量血压、血糖，相关数据会自动上传到系统，进一步完善他们的健康档案信息，并形成个人健康画像。系统会同步将画像推送给村民的家庭医生、子女等人，还会根据村民的健康情况通过短信、智能语音等方式开展智能随访，村民可通过智能手机、有线电视等互动工具享受在线问诊、线上续方、药品配送等诊疗服务。同时，系统还会生成个性化健康报告，提醒村民通过营养膳食、健康运动等措施改善自身健康状况，鼓励村民开展自我健康管理。

智慧健康小屋是开化县"两慢病"数字健康服务应用场景试点建设的成果之一。为扎实推进"两慢病"数字健康服务的应用场景建设，2021年以来，开化县围绕"预防在前、发现在早、治理在小、服务在好"的理念，以老年"两慢病"患者的全周期健康管理为切入口，通过多跨协同和流程再造，建立"两慢病"筛查、评估、管理和数据联通项目体系，面向市民建设知健康、享健康、保健康三大服务场景和健康档案、健康指数、智能随访、贴心诊疗、健康报告五个核心应用，形成"两慢病"全流程闭环化服务。

依托一体化智能化公共数据平台，"两慢病"数字健康服务应用场景集成了包括民政、残联、医保等在内的多部门信息，通过智能分析，生成34.32万人的"健康画像"。在服务形式上，该应用场景在线上创新打造健康银行，推出健康云讲堂、云步道等"云产品"，市民通过参与使用"云产品"获得健康银行"云积分"，兑换实体福利。在线下则在下淤未来乡村建设智慧健康小屋，配备健康检测一体机、视频问诊中心、智慧云药房等智能设备，为群众提供更便捷的健康服务。

浙江省温州市瓯海区茶山街道山根村打造未来乡村养老场景

"这是智能监测设备包，能守护老年人居家安全；这是适老化改造设施，让老年人生活更舒适；这是个性化照护点单平台，老年人可随时下单……" 9 月 30 日下午，在温州市瓯海区茶山街道养老服务中心，负责人林文港正向老人详细介绍着中心内"居家智慧养老"样板间内的配置。在他的描述下，一幅智慧、安全又便捷的未来乡村养老图景徐徐铺展在眼前。

在茶山街道山根村，未来乡村养老场景不仅仅是在"样板间"里，更被全面落实在了老年人生活中。推拿按摩、修剪指甲、陪伴谈心……当天下午 3 点，茶山养老服务中心专职护理员金兰来到老人姜洪德家中，为他开展居家养老"点单式"上门服务；服务结束后，她还需要马不停蹄地开启"下一单"，为三级残疾老人姜国育理发。这一天，金兰总计为 9 名山根村老人开展了上门服务。除了暖心照护，山根村老人的居家养老安全还有智慧看护平台全程守护。茶山养老服务中心在提供专业照护设备前，会对老人进行居家需求评估，为老人量身定制个性化的智慧设备。

姜洪德老人现已 86 岁，患有多种老年病，中心为他安装了智能床垫，收集老人生理体征信息，确保老人夜间安全。由于老人经常忘记吃药，中心还贴心配备了智能药箱，帮助他按时准确、安全地服药。姜郁清老人健忘且喜欢自己烧饭，于是帮其在厨房配备了烟雾探测器、可燃气体探测器和水浸探测器。

中心专业养老服务还辐射到村里的各种基础设施。在山根花苑电梯间，贴心配备了爱心椅；在老人喜爱集聚散步谈天的山根小镇内，铺设了闭环无障碍通道。此外，中心与社区卫生服务站建立合作关系，为老人提供健康咨询、医疗康复及常见病、慢性病治疗等基本医疗服务。同时还与二级医院实行双向转诊服务，解决了辖区居民的就医问题。

浙江省衢州市柯城区沟溪乡余东村：用"科技色"绘就未来乡村新图景

在未来健康场景中，衢州市柯城区沟溪乡余东村的乡村智能健康步道和共享运动场所为村民们提供健身娱乐的基础设施，24 小时自助智慧健康驿站、红外健康体检室、智能医务室、无人药房，还有改善了村民们求医问诊的实际体验。

目前，余东村已在文化、邻里、健康等十大应用场景中推出了一系列智慧应用，实现一站式通览通办，让村民们办事更便利。自 2020 年 9 月启动未来乡村建设以来，余东村围绕"三主五化十场景"，以文化传承为核心，以数字化改革为途径，重点打造"2+4+1"重点数字化场景，并将其应用于村民全生命周期服务，勾勒出一幅新时代未来乡村新图景。

围绕"健康大脑＋智慧医疗＋未来社区"的建设思路，余东村规范化、标准化推进未来乡村健康场景建设，进一步优化"一老一小"健康服务应用，建设余东共享村卫生室。余东村在全省率先实现非处方药 24 小时自助购药医保个账支付，并已完成互联网医院 24 小时远程诊疗、医保零星报销、高频事项自助查询办理等模块建设，实现了医保结算由"医院药店"到"百姓身边"的突破性改变。

余东村"智慧大脑＋智慧养老"场景于 2021 年 7 月升级完善，在原老年食堂基础上接入"老来伴"智慧养老应用。"云点餐""云服务"两大类功能接入乡村大脑，并在"浙里办 - 未来社区"模块上线，这也是全省首个入驻"浙里办"的未来乡村服务端。

围绕"救助大脑＋智慧救助"构建未来乡村救助场景，救助对象可直接通过数字电视了解本人幸福清单数据及相关救助帮扶情况。同时，依托"助联体"链接资源，打造"全面覆盖、精准响应、政策集成"的未来乡村智慧救助多跨应用场景。

浙江省衢州市柯城区打造全市首个乡村未来社区智慧健康"加油站"

老年人享受的健康服务，得益于衢州市柯城区卫健局探索实践的"智慧健康"场景。"老年人群体，特别是慢性病老年人，平时疾病没发作，感觉不到健康的重要性，等发作了才慌乱求医，既花钱又受罪。"区卫健局相关负责人说，为增强群众健康管理意识，区卫健局积极打造智慧健康驿站、智能健康步道，建立健康积分制度，构成衢州市乡村未来社区首个"智慧健康"场景。

步入智慧健康驿站，只见站内配备的自助体检一体化设备（血压仪、血糖仪、身高仪、体重秤、额温枪均整合在同一台设备）能帮助居民精准测量血压、血糖、身高、体重、血氧、体温等各项指标。这些健康数据会通过云端实时传到乡村大脑"健康余东"展示大屏。当血压、血糖等指标出现异常时，家庭医生能第一时间收到消息。值得一提的是，智慧健康驿站的智慧系统与区卫健局的全民健康数据库联通，健康驿站测量的数据与居民健康档案数据保持同步。

每到清晨、傍晚，余东村村委会办公室周边300米长的智能健康步道上，都会出现热闹的锻炼人群。村民张女士说，步道的两头设有人脸识别设备，大家可刷脸记录自己的运动数据，完成3000米的运动量就能获得一个健康积分。"积分能兑换奖品，我已经有53分了。"张女士说。

张女士口中的"健康积分"，是对村民主动接受基本公共卫生服务和基本医疗服务的一种激励模式。除了走健康步道，余东村居民参加健康知识讲座、家庭医生签约、定期检测血糖血压、自我健康管理等项目，都能获得相应的健康积分。积分能在柯城区人民医院医共体沟溪分院兑换血压计、羽毛球拍、免费测心电图等12项健康"奖品"。

"智慧健康"场景基础配套设施建成以来，日均有17人次体验自我健康监测，67人次尝试了健康档案的自助查询功能，115人次活跃在健康步道上。"智慧健康"场景俨然已成村民健康"加油站"。

现在村民的观念正在从被动诊疗朝着主动预防转变，健康场景的建设将会根据居民的健康需求，不断拓展健康驿站服务功能、完善健康服务配套设施，将健康服务延伸到居民生活的方方面面。

浙江省湖州市安吉县天荒坪镇余村村健康应用场景让看病"足不出村"

"以后你们不用出村就可以直接在这里进行远程问诊，还可以 24 小时自助买药、自助体检……"在安吉县天荒坪镇余村村"两山"理论示范区横路智慧健康站，崭新的装修、齐全的高科技医疗设施吸引了不少村民前来参观，健康站负责人也热情地向村民介绍这座刚改造完成的新"打卡点"。

2021 年以来，县卫健局聚焦"健康大脑 + 未来乡村"健康场景建设，以人本化、生态化、数字化为三大价值坐标，依托县域健康大脑以及现有医疗卫生数字化改革成果，整合区域智慧医疗服务资源，在余村村"两山"理论示范区率先建立了智慧健康站，这同时也是湖州市"健康大脑 + 未来乡村新社区"的试点。

"智慧健康站主要服务于余村本地村民及旅游流动人群，并围绕村民日常看病就医需求，为其提供全流程、全生命周期的卫生健康管理服务。"安吉县卫健局规信科副科长钱新家介绍，健康驿站占地 200 余平方米，能提供一站式医疗服务。利用互联网 + 医疗健康技术，该站建立了云中医、云预约、云公卫、云药房、云档案等十一大应用场景，提供自助健康检测、健康自我评估、健康指导干预三大类服务。

"健康大脑"让医疗服务更智慧化。横路智慧健康站内不仅具备基本健康设备，同时还配备常驻医务人员和流动医共体县级医院医生。当地村民可在健康站完成健康自测以及放射、心电等检查，并借助区域共享中心的系统互通，当场获得来自县级医院的专业诊断报告。同时，站内提供中医智能辅助开方系统，并能实现中药代煎配送到家服务；利用站内移动支付平台和分级诊疗平台，村民可随时预约县级医院专家门诊、住院床位等，免去二次预约挂号。

此外，健康站的 24 小时无人云药柜、自查健康档案、健康画像、家庭医生签约等服务让群众不仅知健康、享健康，更保健康。据统计，目前该区电子健康档案建档率已达 93.59%，重点人群家医签约率为 73%，与健康站签约的未来乡村家庭医生还将为当地村民提供慢病管理、健康宣教等公共卫生健康服务。

横路智慧健康站将是未来乡村健康服务的新模式,在扩大医共体牵头医院服务半径的同时,也将实现区域健康大脑对服务最后一公里的赋能,推动健康数据、医疗资源、健康业务通达至社区。下一步将不断完善智慧健康场景建设,加强与未来乡村各场景结合,让健康管理更精准,社区服务更有品质,群众更有获得感。

后　记

2009 年 12 月，卫生部妇幼保健与社区卫生司、中国健康教育中心、卫生部新闻宣传中心公开发布了《首次中国居民健康素养调查报告》。调查结果显示我国居民具备健康素养的人口比例为 6.48%，其中城市居民健康素养水平为 9.94%，农村居民的健康素养水平仅为 3.43%，健康素养状况不容乐观。触目惊心的数据深深刺激了我的学术关切，自此，我开始关注乡村健康问题。为何长久以来我国居民健康水平特别是乡村居民的健康水平迟迟得不到提高？原因是否在于农村居民不良的饮食习惯、落后的健康理念、尚不完善的医疗保障体系？解决这些问题的实效路径又在哪里？孜孜求索，却始终未得其解，直到浙江省乡村未来社区、未来乡村建设如火如荼开展起来之后，我才在多轮调研的经历中找到了答案。历时两年余的实地考察、访谈和研究，积累了诸许思考，以此成书抛砖引玉，望有更多学者一起关注乡村健康的解决路径问题。

在撰著出版本书的过程中，我得到了卢晓文教授、沈小龙博士的耐心指导；我的研究生导师刘忠民教授给本书提了许多专业性意见；衢州学院孔颖、朱巧俊、余世晨、毛婷婷、徐溯咛、王佳、柯佳慧、姜颖琦 8 位同学不辞辛苦地与我一起完成了调研工作。对上述同志给予我的无私帮助，我万分感谢。浙江大学出版社的谢焕老师愉快地接受了本书的出版；责任编辑黄兆宁老师耐心细致地编校书稿，为提高本书质量花费了不少心血。还有不少关爱我的亲友，一直关怀和鼓励我的研究。对此，我深表谢意！由于专业水平有限，书中难免存在疏漏和不足之处，敬请专家学者和各位读者批评指正。

苑立军

2021 年 12 月